Docteur Élio Biancani

L'IMBIBITION CELLULAIRE

et le régime de l'eau dans la cellule

PARIS
ÉDITIONS MÉDICALES
7, RUE DE VALOIS, 7
— 1924 —

A LA MEMOIRE DE MON PERE

A MON FRERE

MEIS ET AMICIS

A MON MAITRE ET PRESIDENT DE THESE

Monsieur le Professeur H. ROGER
Doyen de la Faculté de Médecine de Paris

A Monsieur le Professeur ANDRÉ BROCA
Professeur de Physique Biologique à la Faculté
de Médecine de Paris

A Monsieur le Docteur LEVY-VALENSI
Médecin des Hôpitaux

A Monsieur le Docteur H. BENARD
Ancien Chef de Clinique de la Faculté,
Chef de Laboratoire

A MES MAITRES DANS LES HOPITAUX

STAGE

Monsieur le Professeur HARTMANN

Monsieur le Professeur ROGER

Monsieur le Docteur TREMOLIERES

EXTERNAT

Monsieur le docteur MILIAN

Monsieur le Professeur CLAUDE

Internat Provisoire

Monsieur le Docteur CATHALA

Monsieur le Docteur CHABROL

Monsieur le Docteur PARMENTIER

A MES MAITRES DANS LES LABORATOIRES

Monsieur le Professeur Agrégé
H. GUILLEMINOT (in memoriam)

Monsieur le Docteur H. BENARD

Monsieur le Professeur Agrégé L. BINET

Monsieur le Docteur Laugier

Je voudrais inscrire, en tête de ces quelques recherches, les noms des maîtres auxquels s'adresse plus particulièrement aujourd'hui mon affectueuse reconnaissance.

M. le Professeur Roger, le premier, m'a guidé au lit du malade, et dans le silence accueillant du laboratoire, et m'a fait profiter de son enseignement qu'il enveloppe du charme de sa parole et de l'élégance de son esprit.

M. le Professeur Broca m'a fait comprendre, par ses leçons, combien il importe, avant d'entreprendre une recherche expérimentale, de s'assurer la base de connaissances physiques qui permet de pénétrer le plus avant possible dans l'intimité du phénomène vital.

M. le Docteur Lévy-Valensi a toujours été pour moi un conseiller, un aîné bienveillant en même temps qu'un maître. Qu'il veuille bien trouver ici l'expression de ma respectueuse et fidèle affection.

M. le Docteur H. Bénard m'a dirigé dans l'élaboration de ce modeste travail. J'ai usé et abusé de l'amabilité spontanée qu'il met au service de chacun. Ma reconnaissance ne peut que croître puisqu'il continue à m'aider dans les expériences entreprises.

Je pense en effet poursuivre les recherches exposées dans ces pages, sous la direction des Professeurs Roger et Broca et du Docteur Bénard, et avec la collaboration de mon ami le Docteur Maurice Parat et de mon frère, le Docteur H. Biancani.

INTRODUCTION

L'imbibition est la pénétration d'un liquide à l'intérieur d'un solide, sans qu'il y ait désagrégation de ce dernier. C'est un phénomène que l'on observe avec les corps organiques comme avec les corps minéraux, ceux-ci présentant des pores de dimensions supérieures à celles des espaces intermoléculaires et gardant, sous l'influence de l'imbibition un volume à peu près invariable — les premiers ne présentant au contraire pas de solution de continuité autre que les espaces intermoléculaires, et subissant, du fait de l'imbibition, un accroissement notable de volume.

Par extension au domaine biologique, on a donné le nom d'imbibition cellulaire à la pénétration d'un liquide dans la cellule (encore que celle ci ne soit pas un solide, comme le démontrent les travaux récents).

Nous appelons donc imbibition et désimbibition cellulaires, l'absorption et le rejet d'eau par la cellule — sans préjuger du mécanisme du phénomène, ni de l'état que revêt dans la cellule l'eau ainsi absorbée — et nous comprenons quelle peut être l'importance de ce phénomène :

La pénétration de l'eau dans la cellule pose le problème de la perméabilité cellulaire.

L'absorption et le rejet d'eau par la cellule représentent le premier des échanges cellulaires : c'est par ce chapitre que s'ouvre l'étude de tous les échanges que la cellule effectue avec son milieu.

L'imbibition cellulaire soulève des questions auxquelles il est indispensable de donner une réponse avant d'aborder l'étude de ces autres échanges qui portent pour la plus grande part, sur des substances dissoutes.

Les mouvements d'eau du milieu à la cellule et de la cellule au milieu sont une condition essentielle de la vie cellulaire normale.

Toute cellule est toujours en un certain état d'imbibition, c'est-à-dire qu'elle contient toujours une certaine quantité d'eau. Nous appellerons imbibition normale de la cellule la quantité d'eau qui l'imprègne dans les conditions habituelles de sa vie, quel que soit l'état sous lequel cette eau s'y trouve. Sans doute des auteurs n'ont-ils appliqué ce terme d'eau d'imbibition qu'à une partie de l'eau cellulaire : celle qui est fixée dans la cellule par un phénomène purement physique de capillarité, excluant ainsi l'eau fixée par d'autres procédés et particulièrement par liaison intime avec les colloïdes cellulaires. C'est là, nous semble-t-il, préjuger du mécanisme de l'imbibition et établir entre les différents états de l'eau dans la cellule des distinctions tranchées discutables. Quoiqu'il en soit, l'état d'imbibition normal subit à tout instant la répercussion des variations extérieures. Ainsi s'établissent des courants d'eau endo et exocellulaires qui entretiennent le jeu normal de la nutrition. Car l'eau est non seulement le véhicule des matériaux (en solution ou en suspension) indispensables aux actes chimiques de la vie, mais elle intervient elle-même directement dans ces actes, dans nombre de réactions d'hydratation, d'hydrolyse, de dissociation électrolytique sans lesquelles il n'y a pas de vie. L'eau est une des constantes cellulaires fondamentales. Son métabolisme est donc des plus importants.

Nous n'avons pas la prétention de rapporter ici tous les résultats établis jusqu'à ce jour sur le sujet, mais seulement quelques-uns d'entre eux qui nous ont paru plus particulièrement intéressants. Nous chercherons aussi à donner de ces faits une explication basée sur l'étude de la physique et de la chimie cellulaires. Nous nous efforcerons d'en dégager enfin quelques notions susceptibles d'éclairer certains problèmes de physiologie et de pathologie.

Nous serons amenés, par l'étude de l'imbibition cellulaire — introduction et sortie d'eau — à envisager l'introduction et la sortie de nombreuses substances, électrolytes et non électrolytes dont les courants endo et exocellulaires sont tantôt facteurs de ces courants d'eau, et tantôt conditionnés par eux. C'est dire que l'on ne peut étudier le phénomène de l'imbibition cellulaire sans porter à tout instant ses regards sur les problèmes que soulèvent les autres échanges cellulaires.

TECHNIQUE

L'imbibition peut être étudiée sur les tissus les plus divers et par les méthodes les plus diverses.

On peut s'efforcer de saisir directement le phénomène sous le microscope, par les modifications de volume des cellules sous l'influence de l'entrée ou de la sortie d'eau ; c'est ainsi que l'on a utilisé diverses cellules végétales (H. de Vries) ou animales : hématies (Hamburger), globules blancs, œufs d'oursin non fécondés, cellules épithéliales ciliées (Lillie), etc.

On peut aussi recourir à des méthodes sans doute indirectes, mais qui ont pour elles l'avantage de la facilité de technique et qui, en outre, s'adressant non plus à des cellules isolées mais à des tissus, exagèrent des modifications souvent à peine perceptibles : c'est ainsi que l'on a utilisé le phénomène de l'hémolyse ou que l'on a inscrit les modifications de poids de différents tissus sous l'influence de l'imbibition. Ces tissus pris pour objets d'étude ont été tour à tour le rein, le foie, le cerveau, le poumon, les yeux ou les cristallins de mouton, de bœuf, de porc, le tissu conjonctif condensé qui forme certains ligaments, tels que le ligament de la nuque du bœuf (nerf de bœuf).

Mais il est un tissu auquel les expérimentateurs se sont adressés de préférence à tout autre : c'est le muscle.

Particulièrement intéressant au point de vue de l'imbibition, puisqu'il loge plus de la moitié de l'eau d'un organisme supérieur, le muscle est, de plus, une masse homogène entourée d'un pérymysium, facile à sécher, et qui, aux pesées successives, donne des résultats sensiblement concordants. C'est sur le muscle que portent nos expériences.

La technique est des plus simples.

Un muscle de grenouille — gastrocnémien, couturier ou demi-tendineux — est détaché sans lésion du corps de l'animal qui vient d'être sacrifié, rapidement desséché entre deux feuilles de papier filtre, pesé, plongé dans une quantité déterminée de la solution à étudier, retiré de cette solution, à nouveau séché et pesé. L'étude est poursuivie de la sorte, à intervalles rapprochés, pendant plusieurs heures. Il nous a paru qu'au delà de la dix-huitième ou vingtième heure, survenaient des phénomènes de désagrégation du périmysium musculaire susceptibles de fausser les résultats en rendant les muscles difficiles à sécher.

La méthode, à première vue, paraît grossière. « Nous avons au début hésité à l'employer, nous disent A. Mayer et Schaeffer (1). Nous avons été étonnés de constater qu'elle ne donne pas de résultats aussi mauvais que nous le craignions. »

En faisant des expériences comparatives avec plusieurs muscles immergés dans des solutions identiques, on s'aperçoit en effet que les chiffres obtenus ne varient que dans des limites relativement étroites (o gr. oo5 ` o gr. o1 pour un gastrocnémien de o gr. 4o ou o gr. 5o). Ces légers écarts nous indiquent toutefois qu'il faut être prudent dans l'appréciation des résultats, ne tabler que sur des moyennes, et ne pas tenir compte, comme l'ont

---

(1) *A. Mayer et Schaeffer.* Journal de Physiologie et de Pathologie générales 1914, n° 1.

fait quelques expérimentateurs, de différences de poids de l'ordre de quelques milligrammes.

On peut craindre encore qu'un muscle ainsi séparé du corps de l'animal ne se comporte différemment d'un muscle à vascularisation et à innervation intactes. De nombreuses expériences comparatives faites avec, d'une part, un gastrocnémien isolé, de l'autre un gastrocnémien dont nous sectionnions seulement le tendon (pour que l'imbibition put se produire sur toutes les faces), et dont nous respections le plus possible la vascularisation et l'innervation (qui parviennent au muscle près de son pôle supérieur) nous ont montré qu'un muscle isolé répondait à l'imbibition tout comme un muscle qui a gardé ses connexions vasculaires et nerveuses normales.

Ajoutons, avant de terminer ce chapitre de technique que ce qui est établi pour l'imbibition du muscle ne peut être transposé à l'imbibition d'autres tissus. Si l'on excepte quelques réactions communes, les différents tissus se comportent de manière très particulière. « Les résultats obtenus avec le muscle ne sont pas susceptibles de généralisation (Mayer et Schaeffer). « La courbe d'imbibition de chaque tissu a sa physionomie propre. » (Jolly).

Ces quelques points de technique établis, nous allons examiner ce que devient un muscle plongé dans l'eau distillée, cette étude s'imposant en premier lieu par sa simplicité ainsi que par les données importantes qu'elle fournit pour la compréhension de phénomènes plus complexes.

I. — LE MUSCLE DANS L'EAU DISTILLÉE

A. — Courbe d'imbibition

J. Lœb (1), l'un des premiers montre qu'un gastrocnémien de grenouille plongé dans l'eau distillée, gonfle et augmente de poids. Overton (2) constate que cette augmentation de poids parvient à un maximum. Fletcher (3) s'aperçoit qu'à ce maximum fait suite une diminution ramenant le muscle sinon à son poids originel, du moins à un poids voisin.

Si l'explication de cette courbe a donné lieu à de nombreuses hypothèses, sa forme même est un fait indiscutable que tous les expérimentateurs ont pu vérifier. Voici quelques-uns de nos résultats et les figures qui les traduisent :

Gastrocnémien pesant 0 gr. 29 plongé ds 20 cc eau dist. (Θ : 14°) (Fig. I.).		Gastrocnémien pesant 0 gr. 35 plongé ds 10 cc. eau dist. (Θ : 15°) (Fig. II.).	
1'	— 0,295	15'	— 0,415
1'	— 0,305	15'	— 0,46
1'	— 0,31	15'	— 0,50
1'	— 0,315	15'	— 0,535

(1) *J. Loeb.* Archiv. für die gesammte Physiologie vol. LXIX, LXXI, LXXV.

(2) *Overton.* Archiv für die gesammte Physiologie, vol. XCII et CV.

(3) *Fletcher.* Journal of physiology t. XXX 1904.

1' —	0,32	15' —	0,55
2' —	0,33	15' —	0,56
2' —	0,34	15' —	0,565
2' —	0,35	15' —	0,57
2' —	0,37	15' —	0,57
5' —	0,39	15' —	0,57
10' —	0,415	15' —	0,565
10' —	0,44	15' —	0,55
10' —	0,47	15' —	0,49
10' —	0,47	15' —	0,44
5' —	0,425	15' —	0,41
5' —	0,43	15' —	0,39
10' —	0,42	15' —	0,37
10' —	0,41	15' —	0,35
10' —	0,40	15' —	0,33
10' —	0,39	15' —	o'31
10 h. —	0,37		
6 h. —	0,37		

Couturier pesant 0 gr. 075 plongé ds 10 cc. eau dist. (Θ : 14°) (Fig. III.)		Gastrocnémien pesant 0 gr. 40 plongé ds 10 cc. eau dist. (Θ :12°) (Fig. IV.)	
2' —	0,09	1 h. 45' —	0,61
2' —	0,11	1 heure —	0,64
2' —	0,125	1 heure —	0,63
2 '—	0,14	1 heure —	0,59
2' —	0,15	1 heure —	0,57
2' —	0,145	15 heures —	0,42
2' —	0,125	6 heures —	0,42
2' —	0,12		
5' —	0,11		
5' —	0,105		
10' —	0,09		
10' —	0,09		
10' —	0,09		

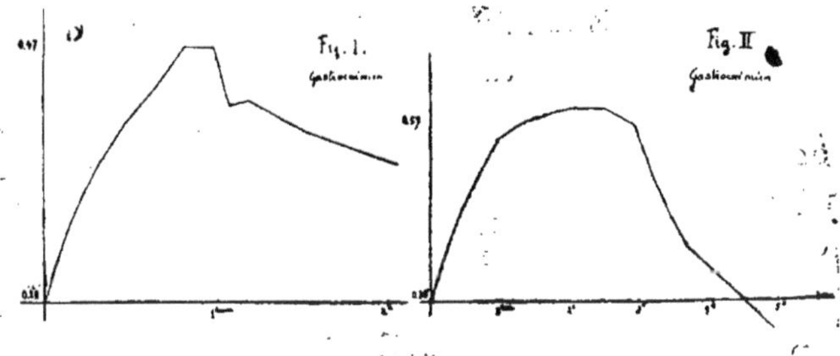

Fig. I.
0.47
Fig. II
0.57

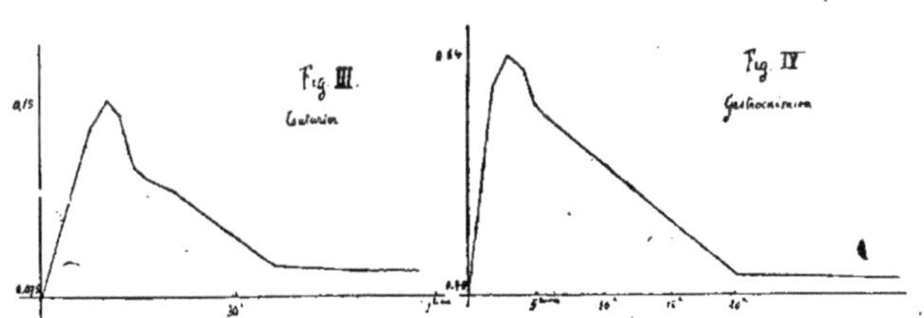

Fig. III.
0,15
30'
Fig. IV
5min
10'
15'
20'

On pourra, par ces figures, se rendre immédiatement compte de la variabilité d'aspects que revêtent ces courbes qui, toutes cependant présentent une ascension, un maximum, une descente.

Meigs (1) ajoute à cette courbe simple faite d'une montée, d'un plateau et d'une descente un accident qu'il aurait constaté de manière à peu près constante. Pour cet auteur, le muscle gagne d'abord du poids, puis diminue, puis en gagne à nouveau, enfin, dans une dernière phase, subit une deuxième descente légère. Dans toutes nos expériences, que nous observions les modifications de poids à intervalles très rapprochés (de minute en minute) ou à intervalles plus éloignés (30 minutes, 1 heure), et que nous prolongions l'expérience jusqu'au delà de la douzième, quinzième ou vingtième heure, nous n'avons jamais constaté semblable accident de la courbe d'imbibition. Sans doute celle-ci n'a pas toujours une régularité parfaite (comme on le voit d'ailleurs dans la fig. I), mais les irrégularités sont variables dans leur moment comme dans leur aspect, et tiennent vraisemblablement au fait que le muscle est plus ou moins bien séché.

La courbe établie, nous définirons immédiatement deux notions qui nous serviront par la suite :

la notion de vitesse d'imbibition, c'est-à-dire de l'augmentation de poids d'un muscle par unité de temps et par rapport à son poids originel, et

la notion de capacité d'imbibition, c'est-à-dire de

---

(1) *Meigs*. Amer. Journ. of Physiology. 1910. XXVI. p. 191.

l'augmentation maxima de poids que subit un muscle dans une solution donnée.

Mais l'imbibition dans l'eau distillée peut se trouver modifiée par une série de circonstances qui tiennent, les unes, à l'état du muscle, les autres à l'état de la solution, et que nous allons successivement passer en revue.

B. Modifications de la courbe suivant l'état du muscle

1° Forme du muscle. Etendue de la surface d'imbibition.

La forme même du muscle n'est pas sans avoir une influence marquée sur l'imbibition. On s'en convaincra aisément si l'on compare l'imbibition d'un gastrocnémien, muscle rond qui n'offre que peu de surface par rapport à son poids, — et celle d'un couturier, muscle plat offrant à l'imbibition une large surface étalée. On s'aperçoit alors que les différences de forme des muscles, créant des différences dans l'étendue des surfaces d'imbibition, retentissent à la fois sur la vitesse d'imbibition et son maximum. En effet, à même température, et toutes autres conditions égales, un couturier de o gr. 075 gagne, pendant les deux premières minutes o gr. 015, c'est-à-dire le cinquième de son poids, — alors que pendant le même laps de temps un gastrocnémien de o gr. 29 gagne o gr. 01. Et tandis que le couturier parvient à un maximum qui double son poids originel (de o gr. 075 à o gr. 15), un gastrocnémien ne gagne que les deux tiers de son poids (de o gr. 29 à o gr. 47). Nous verrons, lorsque nous nous occuperons de l'influence de la température sur l'imbibition que les différences d'augmentations de poids suivant la forme du muscle s'accentuent encore à température plus élevée. La rapidité et la capacité d'imbibition du couturier nous feront souvent choisir ce muscle, de préférence à tout autre au cours de nos expériences.

2° *Intégrité du périmysium externe.*

La couche de tissu conjonctif lâche qui forme une nappe à la surface du muscle ralentit le phénomène d'imbibition. Si, sur un gastrocnémien plongé dans l'eau distillée depuis quarante minutes et parvenu à son maximum d'imbibition, on pratique une ouverture du périmysium dans le sens de la longueur ou de la largeur, on constate que le muscle gagne à nouveau un peu de poids. De même ,si l'on compare les manières dont se comportent d'une part un gastrocnémien à périmysium intact, de l'autre une masse musculaire de même poids prélevé à la cuisse de l'animal et débarrassée de son périmysium, on constate que cette dernière atteint en 5 minutes le poids auquel le gastrocnémien ne parvient qu'en 35 minutes, et toute la courbe se trouve parcourue en un temps beaucoup plus court.

3° *Traction exercée sur le muscle.*

H. Laugier et H. Bénard (1) ont étudié l'influence de la traction exercée sur le muscle en lui suspendant une petite fiole pleine de mercure. Nous avons repris cette expérience et obtenu des résultats semblables aux leurs.

---

(1) *H. Laugier et H. Bénard.* Journ. de Phys. et de Path. Gén. Juillet 1911, n° 4.

Gastrocnémiens pesant tous deux o gr. 23.
plongés dans l'eau dist. à Θ : 14°

muscle libre			muscle supportant un poids de 5 grs (Fig. V.)	
15'	—	0,27	—	0,265
15'	—	0,31	—	0,30
15'	—	0,34	—	0,32
15'	—	0,35	—	0,32
15'	—	0,31	—	0,27

On voit que la traction modifie la courbe d'imbibition, le maximum étant plus rapidement atteint et pour une valeur plus faible par le muscle sur lequel s'exerce cette traction.

De même un muscle déjà imbibé perd rapidement de l'eau lorsqu'on le tend.

4° *Travail musculaire.*

Nous avons enfin recherché comment se comportait dans l'eau distillée un muscle qui a travaillé, comparativement à un muscle reposé. Nous avons, pour cela, porté sur un gastrocnémien des excitations électriques suffisamment rapprochées pour le faire entrer en tétanos, et nous avons prolongé ce tétanos jusqu'à un état d'épuisement du muscle tel que, quinze minutes après la cessation des excitations, il ne répondit plus à une nouvelle excitation.

Voici les résultats que nous avons obtenus avec un muscle épuisé de la sorte :

Gastrocnémiens pesant tous deux o gr. 455
(Fig. VI.)

normal			épuisé	
10'	—	0,55	—	0,55
10'	—	0,62	—	0,62
10'	—	0,69	—	0,68
10'	—	0,74	—	0,72
10'	—	0,79	—	0,78
10'	—	0,78	—	0,805
10'	—	0,775.	—	0,825
10'	—	0,74	—	0,77
10'	—	0,68	—	0,69
30'	—	0,62	—	0,61

On voit, par ces tableaux, que le muscle épuisé a une capacité maxima d'imbibition plus grande qu'un muscle frais. On constatera un phénomène de même ordre au chapitre de l'imbibition du muscle dans une solution isotonique de Nacl.

C. — Modifications de la courbe suivant l'état de la solution

1° Etat d'immobilité ou de circulation du liquide.

Que nous renouvelions à chaque pesée seulement l'eau dans laquelle plonge notre muscle, ou que nous établissions un léger courant pour la renouveler constamment, nous n'avons pas constaté de différences notables dans l'imbibition comparativement à l'imbibition d'un muscle plongé dans une eau non renouvelée. Beaucoup plus importante est l'influence de la température de l'eau.

2° *Influence de la température.*

Buglia (1) qui s'en occupa l'un des premiers, conclut « que les préparations musculaires, plongées dans les solutions hypotoniques échauffées graduellement jusqu'à 30° C augmentent de poids comme à la température ambiante. Mais si cette température est dépassée, jusqu'à 40° C, loin d'une augmentation, il se présente une rapide diminution de poids qui va jusqu'à descendre, à 55°-60° C, à un poids très inférieur au poids initial.

Meigs (2), pénétrant plus avant dans le phénomène, constate que le muscle frais s'imbibe d'eau moins rapidement à 0° qu'à 20°, seulement pendant les cinq premières minutes, après quoi le gain est plus rapide à température plus basse.

Laugier et Bénard (3) étudiant l'influence d'une température élevée (Θ : 37°) constatent qu'à cette température « l'augmentation de poids est plus rapide au départ, que le maximum plus précoce se produit à un niveau notablement plus bas, que la perte de poids se fait avec une vitesse plus grande ». Ces auteurs donnent des figures qui illustrent nettement leurs résultats.

Cependant Hauberrisser et Schonfeld (4), expérimen-

---

(1) *Buglia.* Archives internat. de Physiologie 1909. Tome VIII, p. 273.

(2) *Meigs.* The journ. of physiology 1909 T. XXXIX. p. 385 et loco citato.

(3) *Laugier et Bénard.* Loco citato.

(4) *Hauberrisser et Schonfeld* analysé in Journ. de Phys. et de Path. gén. 1913, p. 392.

tant sur le ligament de la nuque du bœuf (nerf de bœuf) déclarent que l'imbibition est diminuée dans sa vitesse et dans sa grandeur absolue par l'élévation de température.

Mayer et Schæffer (1), enfin, constatent d'abord qu' « il est très difficile d'étudier l'imbibition à 40°, les phénomènes d'autolyse étant de nature à fausser toutes les expériences ». En deça de cette température, ils obtiennent des résultats qu'ils rapprochent de ceux d'Hauberrisser et Schonfeld. A 15° l'imbibition parait plus marquée qu'à 40° disent-ils ; et, pour certains tissus au moins, l'imbibition serait d'autant plus grande que la température s'abaisse. Ils accordent une grande importance à ce fait. « Nous croyons, disent-ils, que cette donnée peut être généralisée et d'importance considérable. On sait, en effet, que la température agit différemment sur les phénomènes physiques et sur les réactions chimiques (loi de Le Chatelier et de Van T'hoff) au point qu'on a pu, en étudiant l'action de la température sur tel ou tel phénomène physiologique, essayer de déterminer s'il est d'ordre physique ou chimique. Or chaque fois que l'imbibition a pu être en jeu, son action a pu être de nature à fausser les résultats, puisque la température agit sur elle à l'inverse de ce qu'elle fait sur les autres phénomènes physiques ou chimiques ».

Nos propres expériences ne s'accordent pas avec celles d'Hauberrisser et Schonfeld et de Mayer et Schaeffer. Sans doute l'imbibition est diminuée dans sa grandeur absolue par l'élévation de température ; mais la vitesse d'imbibition est, au contraire, augmentée par cette élévation : le maximum, plus faible, est plus vite atteint comme

(1) *Mayer et Schaeffer*. Loco citato.

l'avaient constaté Meigs, et Laugier et Bénard. Des tableaux qui suivent, les premiers nous montrent l'influence d'une température élevée (30°-32°) par rapport à la température ambiante; les seconds l'influence d'une température basse (2°).

I. Couturier pesant o gr. 075 Eau dist. 20 cc. à 12°			Couturier pesant o gr. 075 Eau dist. 20 cc. à 30°-32°
2'	—	0,09	— 0,115
2'	—	0,11	— 0,12
2'	—	0,125 (Fig. VII)	— 0,12
2'	—	0,14	— 0,105
2'	—	0,15	— 0,095
2'	—	0,145	— 0,085
2'	—	0,125	— 0,08
2'	—	0,12	— 0,075
5'	—	0,11 +	— 0,075
5'	—	0,105	— 0,075
10'	—	0,09	— 0,075
10'	—	0,09	— 0,075
10'	—	0,09	— 0,075
II. Gastrocn = o gr. 68 Eau dist. à 15°			Gastrocn. = o gr. 68 Eau dist. à 2°
5'	—	0,77	— 0,75
5'	—	0,83	— 0,79
5'	—	0,89 (Fig. VIII.)	— 0,83
5'	—	0,94	— 0,865
10'	—	0,98	— 0,92
10'	—	1 gr.	— 0,965
10'	—	1,01	— 1,01
10'	—	1,02	— 1,02
60'	—	1,06	— 1,14
20h.	—	0,75	— 0,75

A des températures supérieures à 37°-38°, les muscles deviennent difficiles à sécher, comme s'ils subissaient une désagrégation, conséquence d'une autolyse rapide. Les résultats obtenus n'ont donc plus guère de valeur.

3° *Viscosité du milieu.*

Si nous ajoutons à l'eau distillée de la gomme arabique, créant ainsi une suspension légèrement visqueuse, nous constatons que l'imbibition se trouve ralentie dans ce milieu, comme le montrent les deux tableaux suivants:

Patte de grenouille pesant 1 gr. 50 Eau dist.	Patte pesant 1 gr. 48 Eau dist. + gomme arabique
30' — 1,88	— 1,75
30' — 1,99	— 1,79

Il est intéressant de rapprocher de ce résultat les résultats obtenus par Hauberrisser et Schonfeld (1) qui ont constaté que la présence d'albumine (blanc d'œuf) diminuait l'imbibition.

D. — Modifications de l'imbibition sous l'influence de l'electricité et des radiations

« Des muscles symétriques et de poids égaux prélevés sur un lapin fraîchement sacrifié par piqûre du bulbe, augmentent égalment de poids si on les plonge dans l'eau distillée. Cette augmentation est plus considérable si, par réunion à une source d'énergie électrique, le muscle est rendu négatif par rapport à l'eau — moins considérable si le muscle est rendu positif par rapport à ce

(1) *Hauberrisser et Schonfeld.* Loco citato.

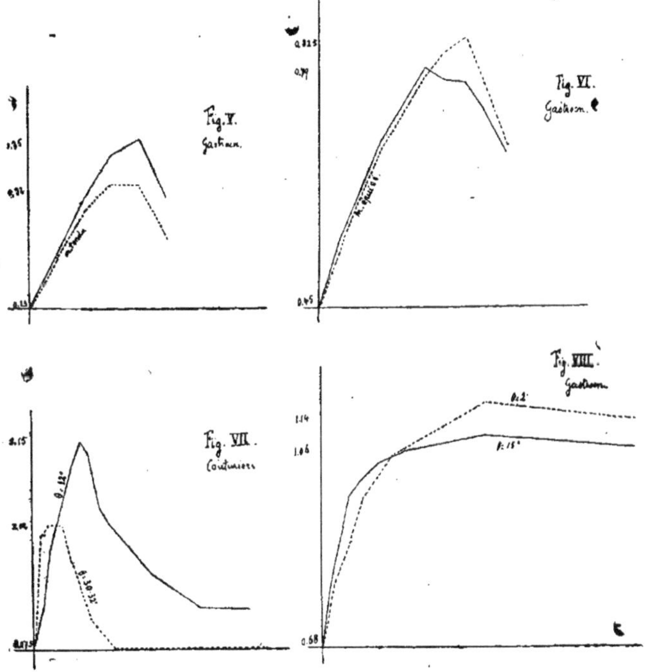

Fig. V.
Fig. VI.
0.825
0.79
0.45
Fig. VII.
Fig. VIII.
1.14
1.06
0.68

même liquide. Ces phénomènes sont fonction du voltage et non de l'intensité du courant, cette dernière devant être aussi faible que possible (1) ».

Pech nous dit aussi « La différence de potentiel entre de l'eau et un fragment de muscle augmente sous l'action des rayons ultra-violets, et l'absorption de l'eau est ralentie. » (2)

Nous avons étudié l'action des rayons X sur l'imbibition dans l'eau distillée. Nos résultats ont été négatifs.

Gastrocn = 0 gr. 78	Gastrocn = 0 gr. 80
Eau dist — 10 cc.	Eau dist — 10 cc.
	irradié pendant 30'
	étincelle = 40 cm sans
	filtre interposé
	= 3000 R
45' — 1 gr. 07	— 1 gr. 095

E. — Que devient le muscle dans l'eau distillée

Le muscle plongé dans l'eau distillée gonfle et augmente de poids : ce sont là les modifications les plus apparentes. Mais elles sont loin d'être les seules. Elles s'accompagnent en effet d'une série d'autres modifications d'ordre physique et chimique que nous allons passer en revue.

1° *Modifications de longueur.*

En même temps que le muscle gonfle, prenant l'as-

(1) *Pech.* Les différences de potentiel en biologie. Pr. M. 1921. n. 1.

(2) *Pech. Idem et Soc. Biol.* 13 *févr.* 1920. — Soc. Sc. Méd. et Biol. de Montpellier, 19 mars 1920.

pect d'une gelée opaque, il diminue de longueur. Ce fait est particulièrement net avec le couturier. Meigs (1) qui a inscrit ce raccourcissement du muscle, a constaté qu'il se produisait d'une manière assez lente dans l'eau distillée à la température ambiante. Ses courbes nous montrent que le raccourcissement atteint un maximum, puis est suivi d'un très léger allongement. On voit que la courbe affecterait une forme voisine de celle de l'augmentation de poids. Mais tandis que l'augmentation de poids d'un couturier dure au plus une vingtaine de minutes après lesquelles survient la diminution de poids qui se prolongera pendant des heures, le raccourcissement du muscle se poursuit encore longtemps après que le gonflement maximum a été atteint.

D'autre part, avec l'élévation de la température, le raccourcissement du muscle devient beaucoup plus rapide et plus marqué. Avec l'abaissement de température, au contraire, le muscle peut s'allonger pendant les dix premières minutes de son imbibition, et ne se raccourcit qu'ensuite.

Ce raccourcissement du muscle dans l'eau fait que l'on a pu parler d'une véritable « rigidité d'eau » (water rigor) comparable à la rigidité que l'on obtient par différents procédés (chaleur, acides, solutions hypertoniques de Nacl ou de sucre, chloroforme, etc.).

2° *Acidité.*

En 1877, Du Bois-Reymond (2) a signalé qu'un mus-

---

(1) *Meigs.* Loco citato.

(2) *Du Bois-Reymond.* Muskel und nervenphysik II. p. 17 Leipzig 1877.

cle de grenouille immergé dans l'eau distillée devient acide en une heure. Meigs montre qu'après cinq minutes d'immersion dans l'eau distillée, un couturier présente déjà une réaction acide par rapport à un couturier témoin qui a séjourné le même laps de temps dans du liquide de Ringer. Au bout de vingt minutes, la réaction est franchement acide. A température élevée, la production d'acide est plus rapide. Le test à la thiophène, décrit par Fletcher et Hopkins (1) a montré que cette acidité était due à la formation d'acide lactique, pareillement à ce que l'on observe dans la rigidité de chaleur ou dans la rigidité cadavérique.

3° *Issue des sels en dehors du muscle.*

Le muscle immergé dans l'eau distillée laisse diffuser des sels dans la solution qui le baigne. Ce fait a été mis en évidence par Laugier et Bénard (2). Ces auteurs plongent un gastrocnémien pendant une heure dans 20 cc exactement mesurés d'eau distillée ; l'heure écoulée, ils pèsent et immergent dans 20 cc nouveaux d'eau distillée ; ainsi de suite d'heure en heure. Pour apprécier la diffusion des sels dans l'eau, ils mesurent la conductivité électrique de chacun des 20 cc d'eau par la méthode de Kohlrausch. Leur courbe d'élimination des électrolytes montre que la diffusion débute immédiatement après l'immersion du muscle dans l'eau, et qu'elle va en décroissant pour devenir à peu près négligeable.

4° *Issue de protéines.*

Les sels ne sont pas seuls à diffuser en dehors d'un muscle plongé dans l'eau distillée.

(1) *Fletcher et Hopkins.* The journ. of physiology 1907 XXXV.

(2) *Laugier et Bénard.* Loco citato.

Déjà Buglia (1), dosant, en même temps que les cendres, le résidu sec d'un muscle plongé dans l'eau, avait constaté que ce résidu diminuait notablement après un séjour prolongé, plus notablement encore à température élevée.

Nous-même, constatant l'opalescence légère de l'eau dans laquelle un muscle a séjourné pendant quelques heures, frappé de l'apparition rapide de cette opalescence lorsque nous opérions à une température de 30°-32°, avons cherché à préciser le moment d'issue de ces protéines en dehors du muscle et les conditions de cette issue.

Nous avons utilisé la réaction de Tanret, et noté la densité des précipités produits par ce réactif. C'est là évidemment un procédé uniquement qualitatif, et nos notations de l'intensité variable de ces précipités est approximative.

Une première expérience très simple met en évidence l'issue des protéines.

Prenons deux pattes de grenouille. Lavons-les dans une solution isotonique de Naci, afin de les débarrasser des albumines qui peuvent demeurer à la surface des muscles, ou sur la tranche de section. Puis, laissant l'une des pattes pendant 24 heures dans une solution isotonique, plongeons l'autre patte dans l'eau distillée. La réaction de Tanret est à peine positive dans la solution où a séjourné la patte témoin ; elle est très fortement positive dans l'eau distillée :

---

(1) *Buglia*. Loco citato.

Patte = 2 gr. 89	Patte = 2,42
Sol. de Nacl à 8 o/oo — 10 cc.	Sol. de Nacl à 8 o/oo — 10 cc.
60' — 2.92 Tauret = +	— 2,50 Tauret = +
Nouv. Sol. Nacl à 8 o/oo—10cc	Nouv. Sol. Nacl à 8 o/oo—10cc
60' — 2.94 Tauret = faible	— 2,53 Tauret = faible
Nouv. Sol. Nacl à 8 o/oo —20cc	Eau dist — 20 cc
24h. — 2,88 Tauret = +	— 3,33 Tauret = + + +

De même si nous opérons avec des gastrocnémiens qu'il est plus facile de débarrasser de toute albumine simplement adhérente à la surface musculaire :

Gastroen = 0,60	Gastroen = 0,58
Sol. Nacl 8 o/oo — 5 cc	Sol. Nacl 8 o/oo — 5 cc
60' — 0,59 T = léger	— 0,58 T = léger
Nouv. Sol. Nacl 8 o/oo — 5 cc	Eau dist — 5 cc
24h. — 0,58 T = léger	— 0,84 T = + + +

Efforçons-nous de saisir le moment d'issue de ces protéines en dehors du muscle. L'issue se fait-elle, comme pour les électrolytes dès que le muscle est plongé dans l'eau, ou seulement après quelques heures. Les tableaux suivants nous donnent une première réponse :

Patte = 4,01	Patte = 4,18
Sol. de Nacl à 8 o/oo — 20 cc	Sol. de Nacl à 8 o/oo — 20 cc
60' — 4,05 T = + + +	60' — 4,19 T = + + +
Nouv. Sol. de Nacl 8 o/oo—20cc	Nouvelle Sol. Nacl — 20 cc
90' — 4,08 T = + +	— 4,15 T = + +
Nouv. Sol. de Nacl 8 o/oo—20cc	Nouvelle Sol. Nacl — 20 cc
60' — 4,06 T = léger	— 4,12 T = léger

la patte demeure dans le Nacl à 8 o/oo (renouvelé à chaque pesée)	la patte est immergée dans l'eau distillée (renouvelée de même à chaque pesée)
30' — 4,02 T = léger	— 4,83 T = +
30' — 4,02 T = très léger	— 5,13 T = +
30' — 3,95 T = très léger	— 5,03 T = +
21h. — 3,90 T = léger	— 4,67 T = + + +

Il semble donc bien que l'issue des protéines hors du muscle plongé dans l'eau distillée se fasse immédiatement, dès le début de l'imbibition.

Vérifions et précisons le fait sur des gastrocnémiens et des couturiers.

Gastrocn = 0,60	Couturier = 0,12
Sol. de Nacl à 8 o/oo — 10 cc	Sol. de Nacl à 8 o/oo — 5 cc
30' — 0,59 T = +	15' — 0,12 T = +
30' — 0,59 T = faible	15' — 0,13 T = faible
30' — 0,59 T = très faible	15' — 0,13 T = très faible
Eau dist — 10 cc	60' — 0,13 T = douteux
30' — 0,81 T = +	Eau dist — 5 cc
30' — 0,95 T = +	15' — 0,24 T = + +
30' — 0,99 T = +	15' — 0,22 T = + +
30' — 1,02 T = +	15' — 0,18 T = +
30' — 1, T = +	15' — 0,16 T = +
30' — 0,94 T = faible	15' — 0,15 T = faible
30' — 0,90 T = faible	15' — T = très faible
30' — 0,82 T = faible	15' — 0,145 T = douteux
	15' — 0,145 T = O
	15' — 0,14 T = o
	15' — 0,135 T = O
	30' — 0,135 T = o
	30' — 0,13 T = o

On voit donc qu'après lavages répétés dans une solution isotonique jusqu'à ce que le Tanret ne donne avec cette solution qu'une réaction douteuse ou nulle, le muscle immergé dans l'eau distillée y abandonne immédiatement des protéines — d'où une réaction de Tanret positive, et qui va en diminuant progressivement jusqu'à devenir nulle. La courbe de diffusion des protéines semble correspondre assez exactement, on le voit, à la courbe de diffusion des électrolytes. Des procédés précis de dosage des albumines (procédé néphélémétique, par ex.) permettraient de construire cette courbe de diffusion de manière plus rigoureuse. C'est là une étude que nous avons abordée et que nous poursuivons actuellement.

Nous avons recherché si la diffusion des protéines subissait l'influence d'une élévation de température. Cette influence est nette.

Couturier = o gr. 18			Couturier = o gr. 18	
Sol. de Nacl à 8 o/oo — 5 cc			Sol. de Nacl à 8 o/oo — 5 cc	
30'	— 0,20	T = +	— 0,195	T = +
30'	— 0,21	T = +	— 0,205	T = +
30'	— 0,20	T = faible	— 0,20	T = faible
30'	— 0,20	T = très faible	— 0,20	T = très faible
Eau dist Θ = 20° — 5 cc			Eau dist. Θ 32° — 5 cc	
10'	— 0,32	T = +	— 0,24	T = + +
10'	— 0,33	T = +	— 0,19	T = + +
10'	— 0,29	T = +	— 0,16	T = +
10'	— 0,23	T = +	— 0,14	T = très faible
10'	— 0,21	T = faible	— 0,14	T = 0
10'	— 0,20	T = douteux	— 0,13	T = 0
10'	— 1,19	T = 0	— 0,13	T = 0
10'	— 1,19	T = 0	— 0,13	T = 0

La solution est, au début, spontanément opalescente

Nous pourrions multiplier les tableaux. Tous nous montreraient également qu'ici encore l'élévation de température intervient pour accélérer le phénomène.

5° *Perte de l'irritabilité.*

Dans l'eau distillée, à la température ambiante, un muscle de grenouille perd progressivement son irritabilité. Celle-ci est complètement abolie au bout de 25 à 30 minutes.

Tous les faits précédents montrent qu'un muscle immergé dans l'eau distillée est profondément modifié dans ses propriétés physico-chimiques. Au bout d'un temps variable avec le muscle envisagé, ce muscle peut être considéré comme mort. Placé dans une solution isotonique de Nacl, ou mieux dans du liquide de Ringer pendant vingt-quatre ou quarante-huit heures (Meigs), il retrouve son poids et sa longueur originels, il perd son acidité, mais il demeure complètement inexcitable par les courants électriques. Un tel muscle, plongé à nouveau dans l'eau distillée, s'imbibe à nouveau, mais très différemment d'un muscle frais, plus rapidement, et suivant une courbe d'allure très différente.

L'eau distillée agit ici, comme toujours en physiologie, en véritable poison du protoplasme.

II. LE MUSCLE DANS LES SOLUTIONS DE NACL

A. Solutions hypotoniques

1° Dans une solution hypotonique de Nacl, un muscle augmente de poids jusqu'à un maximum après lequel il tend à revenir à son poids primitif. Plus la solution est hypotonique, plus le maximum est élevé et rapidement atteint, plus tôt commence la perte de poids et plus rapidement elle s'effectue. Ces faits ont été vus par Overton (1), Fletcher (2), Laugier et Bénard (3). Ils sont faciles à vérifier ; et si l'on construit les courbes d'imbibition en fonction de l'hypotonicité des solutions, on constate que ces courbes traduisent tous les degrés que l'on peut supposer entre les modifications de poids d'un muscle placé dans l'eau distillée, et celles, à peine perceptibles d'un muscle placé dans une solution de Nacl à 8 o/oo (voir chapitre suivant).

2° Cependant les solutions très hypotoniques semblent échapper à la règle. Nous avons pu mettre en évidence ce fait curieux au premier abord. Dans une solution de Nacl à 0,5 o/oo le tissu qui, à priori devrait s'imbiber moins que dans l'eau distillée, s'imbibe davantage. C'est là un fait qui peut surprendre, mais que nous avons retrouvé régulièrement dans nos expériences, et dont nous donnerons ici deux exemples :

Couturiers		Gastrocnémiens	
0,17	0,17	0,79	0,79
Eau dist. — 3 cc	Nacl à 0,5 o/oo — 3 cc	Eau dist. — 10 cc	Nacl à 0,5 o/oo — 10 cc
2' — 0,19	— 0,19	15' — 0,93	— 0,93
2' — 0,20	— 0,20		
3' — 0,21	— 0,22		
3' — 0,22	— 0,23		
3' — 0,23	— 0,24		
3' — 0,23	— 0,245		

(1) *Overton*. Pfl. Archiv t. XCII, p. 131.

(2) *Fletcher*. Loco citato.

(3) *Laugier et Bénard*. Loco citato.

5' — 0,23	— 0,24	15' — 1	— 1,01
5' — 0,22	— 0,24	15' — 1,07	— 1,08
5' — 0,21	— 0,24	15' — 1,15	— 1,16
5' — 0,205	— 0,235	15' — 1,18	— 1,21
5' — 0,20	— 0,22	15' — 1,20	— 1,25
10' — 0,18	— 0,205	15' — 1,19	— 1,22

Il semble que cette propriété d'accroître l'imbibition soit réservée aux solutions de Nacl de taux inférieur à 1 o/oo, car déjà les solutions à 1 o/oo ralentissent l'imbibition et en diminuent son maximum, ainsi qu'il résulte des tableaux suivants :

Gastrocnémiens		Couturiers	
0,70 Eau dist. — 5 cc.	0,70 Nacl à 1 o/oo — 5 cc	Eau dist. — 5 cc	Nacl à 1 o/oo — 5 cc
15' — 0,80	— 0,76	5' — 0,25	— 0,225
10' — 0,88	— 0,82	5' — 0,29	— 0,25
10' — 0,92	— 0,84	5' — 0,32	— 0,29
10' — 0,93	— 0,86	5' — 0,31	— 0,30
10' — 0,945	— 0,87	5' — 0,295	— 0,30
10' — 0,96	— 0,885	10' — 0,25	— 0,295
10' — 0,96	— 0,89		
10' — 0,96	— 0,905		
10' — 0,95	— 0,92		
10' — 0,93	— 0,90		

Nous tenterons, au chapitre de l'interprétation des résultats de donner une explication de ce pouvoir de favoriser l'imbibition que présentent les solutions de Nacl très hypotoniques.

3° Un muscle qui a été immergé dans une solution

hypotonique, et que l'on plonge dans une solution d'hypotonicité plus basse, va-t-il à nouveau réaugmenter de poids ? Laugier et Bénard ont constaté que si l'on plonge le muscle, pendant la période de descente de la courbe dans une solution moins concentrée, il s'imbibe à nouveau.

4° Par comparaison avec les seuils de diffusion de l'hémoglobine dans les solutions d'hypotonicité croissante, nous avons recherché s'il existait un seuil de diffusion des protéines dans ces solutions. Nous n'avons pas pu en déceler. Immergeant des pattes de grenouille dans des solutions d'hypotonicité variable (Nacl à 8 o/oo — 6 o/oo — 4 o/oo — 3 o/o — 2 o/oo — 1 o/oo), nous avons constaté que la diffusion des protéines se faisait de manière régulière, de plus en plus intense à mesure que nous allions vers les solutions plus hypotoniques, sans qu'il nous ait été possible de constater un seuil de diffusion pour une hypotonicité donnée.

B. Solutions dites isotoniques de Nacl

1° Dans une solution de Nacl à 7 o/oo, à la température ambiante, le muscle gonfle légèrement et augmente un peu de poids. Dans une solution à 8 o/oo, son poids se modifie également dans le sens d'une légère augmentation, comme le montre, entre plusieurs exemples, le tableau suivant :

Gastrocn = 0 gr. 27
Nacl à 8 o/oo — 5 cc.

10' — 0,275
10' — 0,28
10' — 0,29
10' — 0,295
10' — 0,30
10' — 0,30

Les diverses conditions tenant soit au muscle, soit à la solution que nous avons envisagées au chapitre de l'eau distillée comme pouvant modifier l'imbibition du muscle, n'entrent guère en jeu dans le cas des solutions isotoniques. La température elle-même est sans influence : dans une solution à 8 o/oo portée à une température de 30°-32°, le muscle augmente très légèrement de poids comme à la température ambiante. Ce n'est qu'au delà de 40° que l'action de la température se fait sentir, produisant une diminution considérable du poids.

2° *Influence du travail musculaire.*

Il est cependant un facteur qui permet une imbibition relativement marquée dans une solution isotonique, c'est la fatigue musculaire. Le fait est connu (Ranke, Iscovesco). Nous l'avons vérifié à plusieurs reprises. Ainsi, si nous faisons entrer un muscle en tétanos jusqu'à épuisement complet, ce muscle placé dans du Nacl à 8 o/oo s'imbibera notablement plus qu'un muscle témoin frais.

gastrocn = 0,605 frais	gastrocn = 0,605 épuisé
10' — 0,61	— 0,625
10' — 0,615	— 0,635
10' — 0,62	— 0,645
20' — 0,625	— 0,66
20' — 0,63	— 0,68

Stéphane Leduc émet pour expliquer ce fait l'hypothèse que la contraction musculaire élève la pression osmotique dans le muscle (ce qui a pour résultat de faire de la solution isotonique une solution hypotonique), et que cette élévation est d'autant plus marquée que les excitations sont plus fortes ou plus prolongées. Nous nous bornerons ici à rappeler que le muscle qui a travaillé a pris une réaction acide, et qu'il suffit de le sectionner et d'en presser la tranche de section contre un papier de tournesol bleu pour en observer le virage.

3° *Influence de diverses radiations.*

Nous avons recherché si certaines radiations n'étaient pas susceptibles de modifier la manière dont se comporte le muscle dans les solutions isotoniques de Nacl. Nos résultats ont été négatifs, qu'il s'agisse des rayons X ou des rayons ultra-violets.

Rayons X

Couturiers = 0,16	intensité = 3.000 R
témoin	= 0,165
Nacl 8 o/oo — 10 cc.	irradié 30'
	Nacl 8 o/oo — 10 cc.
45' — 0,19	— 0,195

Rayons ultra-violets

gastrocn = 0,495	= 0,48
Nacl 8 o/oo — 5 cc.	Nacl 8 o/oo — 5 cc.
témoin	irradié 5' (régime:
	distance = 15 cm
	Amp = 4,5
	Volt = 45
3o' — 0,50	— 0,49
	irradié à nouveau 5'
	(même régime)
3o' — 0,505	— 0,495

Mêmes résultats négatifs avec des pattes de grenouille irradiées pendant le même laps de temps, avec le même régime de la lampe. En diminuant la distance entre la lampe et le muscle, nous obtenons des modifications de l'imbibition, mais la température s'élève au delà de 40°, et il est juste d'imputer ces modifications à l'élévation thermique.

C. Solutions Hypertoniques de Nacl

1° Abordons maintenant l'étude de ce que devient le muscle plongé dans une solution hypertonique de Nacl.

Nous avons étudié des solutions diversement concentrées. Les tableaux suivants exposent nos résultats :

	Sol. de Nacl à 20 o/oo	Nacl à 50 o/oo	Nacl à 100 o/oo
	Gastrocn = 0 gr. 435	Gastrocn = 0,40	Gastrocn = 0,36
(Fig. IX)			
	1' — 0,42	— 0,385	1' — 0,34
	1' — 0,41	— 0,375	1' — 0,32

2' — 0,40	— 0,36	1' — 0,31
2' — 0,39	— 0,36	5' — 0,374
5' — 0,375	— 0,33	5' — 0,295
5' — 0,365	— 0,315	7' — 0,29
5' — 0,36	— 0,30	15' — 0,29
10' — 0,35	— 0,29	30' — 0,29
15' — 0,34	— 0,285	30' — 0,29
15' — 0,315	— 0,28	30' — 0,29
15' — 0,31	— 0,285	16h. — 0,42
15' — 0,31	— 0,285	7h. — 0,48
30' — 0,315	— 0,29	
30' — 0,32	— 0,305	
16h. — 0,42	— 0,44	
7h. — 0,49	— 0,52	

On voit, par ces tableaux et par les courbes qui leur correspondent que le poids d'un muscle placé dans une solution hypertonique de Nacl, diminue d'abord, passe par un minimum, puis augmente et dépasse notablement le poids primitif. On voit aussi que, plus la solution est concentrée, plus vite le minimum de poids est atteint, et plus rapidement se produit l'augmentation qui suit ce minimum. Aussi concentrée que soit la solution, il y a toujours, dans un premier temps, perte de poids du muscle et ce n'est toujours qu'après cette chute initiale que survient l'augmentation de poids.

Opérant avec des solutions encore plus concentrées de Nacl, nous observons des résultats différents.

Ainsi, avec une solution de Nacl à 300 o/oo, voisine de la saturation, on constate une diminution de poids rapide, avec minimum rapidement atteint, puis une augmentation beaucoup moins marquée qui ne parvient pas à ramener le muscle à son poids originel, comme en témoigne le tableau suivant.

Sol. de Nacl à 300 o/oo gastrocn = o gr. 34		Sol. de Nacl à 500 o/oo gastrocn = o gr. 36
1' — 0,30		1' — 0,33
1' — 0,28		1' — 0,30
1' — 0,27	(fig X.)	1' — 0,28
3' — 0,25		5' — 0,265
3' — 0,23		5' — 0,25
3' — 0,22		7' — 0,24
3' — 0,215		15' — 0,23
3' — 0,21		30' — 0,22
5' — 0,21		16 h. — 0,27
24 h. — 0,31		7 h. — 0,27

L'allure de la courbe se modifie dans le même sens et de manière plus apparente encore avec une solution de Nacl sursaturée : ici chute très rapide, puis réascension légère de quelques centigrammes seulement.

Nous devons ajouter que, plongé dans de semblables solutions, le muscle au bout de quelques minutes devient rigide, et que cette rigidité est beaucoup plus marquée que la rigidité d'eau observée sur le muscle plongé dans l'eau distillée.

Par opposition à la vitesse d'imbibition, nous pouvons définir ici une vitesse de désimbibition.

Or, si nous notons les chutes de poids que subissent pendant les premières minutes d'immersion des muscles plongés dans des solutions d'hypertonicité croissante et, si, ramenant ces muscles à un même poids primitif, nous inscrivons leurs diminutions de poids en fonction de l'hypertonicité des solutions, nous constatons que la ligne obtenue est sensiblement une droite. En effet, en rapportant les chutes de poids à un même poids primitif supposé de o gr. 40, on trouve que le muscle perd par minute pendant les cinq premières minutes :

dans une sol. à	20 0/00	0 gr.0056
—	50 0/00	0 gr.007
—	100 0/00	0 gr.0108
—	300 0/00	0 gr.021
—	500 0/00	0 gr.030

résultats que l'on peut traduire par la courbe n° XI.

Donc, si nous appelons vitesse de désimbibition, la chute initiale de poids que subit, par unité de temps, un muscle placé dans une solution hypertonique, nous voyons que cette vitesse est proportionnelle à l'hypertonicité de la solution.

Si nous envisageons par contre la capacité maxima de désimbibition — fournie par l'écart entre le poids originel du muscle et le poids minimum auquel il parvient — nous constatons que cette capacité est d'autant moindre que la solution est plus hypertonique.

2° *Influence de la température.* — Les deux tableaux suivants nous indiquent comment la température intervient pour modifier les courbes de désimbibition et d'imbibition consécutive que l'on constate avec les solutions hypertoniques.

Couturier = o gr. o85 Nacl 100 o/oo $\Theta = 20°$—3cc			Couturier = o gr. o85 Nacl 100 o/oo $\Theta = 30°$—3cc
3'	—	0,07	— 0,065
3'	—	0,065 (Fig. XII)	— 0,065
5'	—	0,07	— 0,075
10'	—	0,075	— 0,08

gastrocn = o gr. 87 Nacl 100 o/oo $\Theta = 20°$—6cc			gastrocn = o gr. 87 Nacl100 o/oo $\Theta = 30°$—6cc
10'	—	0,78	— 0,76
10'	—	0,745	— 0,755
10'	—	0,745	— 0,76
10'	—	0,75	— 0,765
10'	—	0,76	— 0,77
10'	—	0,77	— 0,775
10'	—	0,78	— 0,785
10'	—	0,79	— 0,795

On voit que la température agit ici comme elle agissait dans le cas de l'imbibition dans une solution hypotonique, en accélérant le phénomène : courbe à descente plus brusque, minimum de poids plus rapidement atteint, réascension plus rapide. C'est dire que nous tenons une nouvelle confirmation de la loi qui veut que l'élévation de température accélère les phénomènes physiologiques.

3° *Passage d'une solution hypertonique à une solution d'hypertonicité plus forte.* — Si l'on immerge le muscle qui a été soumis à l'action d'une solution hypertonique, au moment où débute la réascension du poids, dans une solution d'hypertonicité plus forte, on constate qu'il

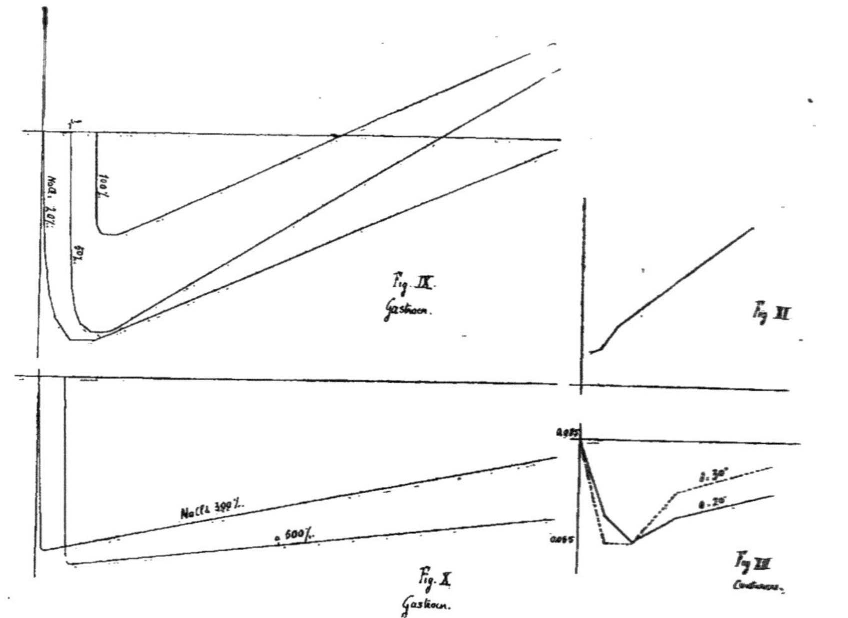
100%
50%
Fig. IX.
500%
Fig. X
Fig. XI
Fig. XII

ébauche une nouvelle descente de poids, retrouve un minimum inférieur à celui auquel il était précédemment parvenu, puis réaugmente graduellement. C'est, en somme, inversé, le même résultat que celui que l'on obtient en immergeant un muscle dans une solution hypotonique, puis dans une solution de tonicité plus basse.

gastrocn = o gr. 43 Nacl à 50 o/oo			immergé à ce moment dans Nacl à 200 o/oo		
5'	—	0,41	5'	—	0,345
5'	—	0,39	5'	—	0,335
5'	—	0,38	10'	—	0,335
5'	—	0,37	10'	—	0,34
5'	—	0,36			
10'	—	0,35			
10'	—	0,345			
10'	—	0,34 —			
10'	—	0,34			
10'	—	0,34			
10'	—	0,345			
10'	—	0,35			
10'	—	0,36			

4° Modifications du muscle dans les solutions hypertoniques de Nacl.

Meigs a montré qu'un muscle immergé dans une solution hypertonique (Nacl à 50 o/oo) s'allonge rapidement ; et que, par la suite, il ne peut plus se raccourcir dans l'eau distillée, ni dans les acides. Il admet que cet accroissement de longueur est le résultat d'une rupture des fibrilles.

Parallèlement se développe une réaction acide bientôt nette.

Quant à l'excitabilité musculaire, elle se trouve rapidement modifiée. Laugier (1), déterminant la loi d'excitation sur les deux pattes d'une même grenouille, l'une des pattes ayant séjourné dans une solution physiologique, l'autre dans une solution hypertonique, constate une élévation considérable du seuil fondamental et une augmentation du coefficient chronologique. L'hypertonie (de même que l'hypotonie) en solution de Ringer est mieux supportée qu'en solution pure de Nacl. Une solution de Ringer, à une concentration égale à trois fois la teneur physiologique, conserve, bien que la modifiant, l'excitabilité musculaire, tandis qu'une solution de Nacl pur à concentration égale provoque des contractions automatiques de la patte dans le bain et conduit rapidement le muscle à l'inexcitabilité.

---

(1) *Laugier*. Journ. Phys. Path. Gén. 1910, p. 26.

III. INFLUENCE DES IONS SUR L'IMBIBITION

A. Le muscle dans les solutions isotoniques de Nacl faiblement acidifiées ou alcalinisées

Si l'on ajoute à une solution isotonique une trace d'acide ou d'alcali, le muscle gonfle et augmente rapidement de poids.

Patte pesant 4 gr. 12		Gastrocn = o gr. 20	
plongé ds Nacl à 8/oo		Nacl à 8 o/oo	
15' —	4,15	5' —	0,20
on ajoute une trace d'Hcl		on ajoute une trace d'Hcl	
1' —	4,31	2' —	0,21
1' —	4,40	5' —	0,225
1' —	4,49	10' —	0,245
1' —	4,55	10' —	0,26
1' —	4,60	10' —	0,27
1' —	4,64	10' —	0,28
1' —	4,67	10' —	0,30
1' —	4,70		
1' —	4,72		
5' —	4,80		

Couturier = o gr. 08	
Nacl à 8 o/oo	
trace de Na OH	
10' —	0,13
10' —	0,165
10' —	0,18
15' —	0,17

On a pu établir une classification des acides suivant le degré d'imbibition qu'ils entraînent.

Par ordre décroissant, les acides, à même concentration ($\frac{1}{10}$ N — $\frac{1}{5}$ N par ex.) se rangent de la manière suivante :

ac. chlorhydr. > ac. phosphor. > ac. lactique > ac. formique > ac. oxalique > ac. nitrique > ac. acétique > ac. citrique > ac. sulfur. (Fischer (1).

Ajoutons que le muscle qui est parvenu, dans une solution acide, à un maximum de gonflement, gonfle encore s'il est plongé dans l'eau distillée.

Couturier = 0 gr. 12
Nacl à 8 o/oo — 3 cc.
+ Hcl au 1/20 — 1 cc.
5' — 0,14
5' — 0,15
5' — 0,16
5' — 0,16
Eau dist. — 5 cc.
5' — 0,185
5' — 0,205
5' — 0,23
5' — 0,24
5' — 0,24

Le muscle, plongé dans ces solutions légèrement acides se raccourcit et devient rigide. Il en est de même

(1) *Fischer*. Amer, Journ. of Physiology 1907. T. XX. p. 330.

dans les solutions alcalinisées. Toutefois, à moins qu'acides et alcalis ne soient très dilués, le raccourcissement ne dure que quelques secondes, et il lui succède un allongement qui peut se poursuivre jusqu'à ce que le muscle devienne beaucoup plus long qu'il ne l'était primitivement; parallèlement ce muscle perd en grande partie sa force élastique, prend une consistance de gelée et un aspect transparent. Or on sait que les fibres musculaires peuvent être rompues « en disques » par l'action des acides. Il est probable que cette rupture de la fibre musculaire intervient dans l'allongement du muscle et la perte de force élastique qu'il subit sous l'influence des solutions d'acides ou d'alcalis. Ces solutions détruisent la structure qui permet à la fibre de se raccourcir sous l'influence de la distension, et le muscle se comporte alors comme un corps privé de structure. (Meigs 1.)

Cette influence, sur l'imbibition, des acides et des alcalis, nous montre l'intérêt qu'il y aurait à mesurer le PH des solutions étudiées.

B. Le muscle dans des solutions de divers sels à la même concentration moléculaire

Les muscles de grenouille gagnent, nous l'avons vu, 1/8 ou 1/10 de leur poids dans les solutions de Nacl à 8 o/oo.

Dans des solutions d'autres sels à concentration moléculaire semblable, ils se comportent différemment :

ils n'augmentent pas de poids dans des solutions de sels de lithium ;

(1) *Meigs*. Loco citato.

ils gagnent 40 à 45 o/o de leur poids dans des solutions de sels de potassium ;

ils perdent 20 à 25 o/o de leur poids dans des solutions de sels de calcium.

Quel que soit l'anion en cause (Cl. Br. I), les choses se passent semblablement. Seul le cation (Na, K, Ca, Li) intervient.

J. Lœb mit ces faits en évidence (1). De nombreux auteurs retrouvèrent cette même classification des cations dans leur action sur l'imbibition du muscle. Avec d'autres tissus, les résultats sont différents, comme nous le verrons dans un chapitre ultérieur.

Il est possible, en associant différents ions en proportions convenables d'obtenir une solution telle (sol. de Ringer, de Locke, de Hédon-Fleig) que le muscle y conserve exactement son poids primitif, ne subissant aucun phénomène d'imbibition ni de désimbibition. Ces solutions nous apparaissent donc, contrairement aux solutions isotoniques pures de Nacl qui modifient l'état d'imbibition normal du muscle, être, par excellence, des solutions conservatrices de cet état d'imbibition normal. Et comme nous avons vu, au chapitre de l'imbibition dans les solutions hypotoniques ou dans l'eau distillée, que le phénomène d'imbibition s'accompagne de phénomènes connexes qui lui sont indissolublement liés (issue d'électrolytes, de protéines, etc.) et par conséquent modifie entièrement l'état de la cellule ou du tissu, nous tenons sans doute une des raisons pour lesquelles une solution

(1) *J. Lœb*. Archiv. f. die ges. Physiologie LXXV 1899 et La dynamique des phénomènes de la vie. 1908.

telle que la solution de Ringer est, par excellence, conservatrice de l'état physiologique normal du muscle; l'on sait en effet que c'est dans de semblables solutions que le muscle conserve le plus longtemps son excitabilité.

C. Le muscle dans les solutions chargées d'ions antagonistes

1° *Solutions contenant, d'une part des acides ou des bases, d'autre part des anions ou des cations.*

A mesure que nous avançons dans l'étude de l'action des ions que contiennent les solutions sur l'imbibition, les phénomènes deviennent de plus en plus délicats à saisir et les résultats sont loin d'être toujours concordants.

Il semble bien cependant qu'il y ait, en une certaine mesure, antagonisme entre les acides et les anions, les bases et les cations.

Fischer a vu que l'addition d'un sel à une solution d'acide ou de base diminuait le maximum d'eau absorbé par le tissu dans cette solution.

Nous avons constaté que l'addition, à l'acide, d'un sel de même signe, tel le chlorure de baryum, renforçait l'action d'imbibition de l'acide, tandis que l'addition d'un sel de signe contraire, tel le sulfate de soude, contrariait cette imbibition.

Gastrocn = 0,51	Gastrocn = 0,515	Gastrocn = 0,47	Gastrocn = 0,47
Nacl à 10 0/00	Nacl à 10 0/00	Nacl à 8 0/00	Nacl à 8 0/00
— 50 cc	— 50 cc	— 20 cc	— 20 cc
+ Hcl pur — 1 cc	+ Hcl pur — 1 cc	+ Hcl pur — 0,25	+ Hcl pur — 0,25
	+ $BaCl^2$ — 0,10		+ SO^4Na^2 — 0,10
5' — 0,52	— 0,525	10' — 0,48	— 0,48
5' — 0,53	— 0,535	10' — 0,49	— 0,49

10'	—	0,55	—	0,555	15'	—	0,51	—	0,46
10'	—	0,57	—	0,58	15'	—	0,495	—	0,44
15'	—	0,58	—	0,59	15'	—	0,48	—	0,44
15'	—	0,59	—	0,61	15'	—	0,48	—	0,44
15'	—	0,61	—	0,63	15'	—	0,48	—	0,44
15'	—	0,60	—	0,62					

Sans doute les différences sont peu notables et ne permettent pas de conclusions fermes. On ne peut cependant objecter que le sel intervient en modifiant la concentration moléculaire du milieu, car il s'y trouve en trop faible concentration et peut d'ailleurs, loin de retarder l'imbibition, la favoriser, comme c'est le cas du chlorure de baryum.

2° *Solutions contenant différents sels.*

Ici encore, les phénomènes sont compris entre des limites trop étroites pour qu'on puisse les affirmer péremptoirement. Cependant, les expériences de J. Lœb sur le développement des œufs fécondés d'un poisson marin, le Fundulus, développement qui se trouve entravé par une solution pure de Nacl, mais reprend si l'on ajoute au Nacl une petite quantité d'autre sel (Ca, Mg, Ba. Zn, Pb.), et la connaissance que nous avons de l'intervention des phénomènes d'imbibition dans le développement des œufs. nous portent à penser que les phénomènes d'imbibition doivent ressentir l'effet des antagonismes salins.

IV. LE MUSCLE DANS LES SOLUTIONS SALINES QUI PRECIPITENT LES ALBUMINES ET LES GLOBULINES CELLULAIRES

Nous avons vu précédemment qu'un muscle plongé dans une solution de Nacl saturée ou sursaturée, ne réaugmentait que lentement après la chute de poids initiale, et n'était plus capable de dépasser, ni même d'atteindre son poids primitif, contrairement aux muscles plongés dans des solutions de Nacl hypertoniques non saturées.

On sait que le Nacl à saturation, à la température ordinaire, précipite en partie les globulines cellulaires. Cette incapacité du muscle immergé dans une solution saturée à réaugmenter de poids est-elle liée à la précipitation d'une partie des globulines cellulaires ?

Pour le vérifier, nous avons étudié la manière dont se comporte le muscle dans d'autres solutions salines également capables de précipiter les globulines et les albumines.

Faisons d'abord usage du sulfate de magnésie qui, à saturation, à la température ordinaire, précipite toutes les globulines cellulaires (et non plus seulement une partie d'entre elles). Voici les résultats que nous obtenons :

Gastrocn = o gr. 39
15' — 0,31
15' — 0,27

5' — 0,26
5' — 0,25
5' — 0,24
5' — 0,23

5' — 0,225
5' — 0,22
10' — 0,22
15h. — 0,21
6h. — 0,22

Parallèlement à la chute de poids nous observons une rigidité qui va en s'accentuant progressivement.

On voit que la chute de poids n'est pas suivie d'augmentation, ou d'une augmentation à peine perceptible.

Faisons maintenant usage du sulfate d'ammoniaque qui, à semi-saturation, précipite totalement les globulines, et, à saturation, précipite totalement albumines et globulines, nous obtenons les résultats inscrits sur les quatre tableaux suivants :

(Fig. XIII)

	à 170 o/oo (1/4 de saturat.)	à 340 o/oo (1/2 saturat.)	à 510 o/oo (3/4 saturation)	à 680 o/oo (saturation)
	Gastrocn =0,36	Gastrocn =0,38	Gastrocn=0,33	Gastrocn=0,38
5'	— 0,30	— 0,315	— 0,255	— 0,28
5'	— 0,27	— 0,285	— 0,215	— 0,24
5'	— 0,25	— 0,26	— 0,19	— 0,22
5'	— 0,23	— 0,245	— 0,18	— 0,20
5'	— 0,225	— 0,235	— 0,175	— 0,19
5'	— 0,22	— 0,235	— 0,175	— 0,185
10'	— 0,22	— 0,22	— 0,17	— 0,18
15'	— 0,215	— 0,215	— 0,165	— 0,18
15'	— 0,215	— 0,215	— 0,165	— 0,18
15'	— 0,22	— 0,215	— 0,165	— 0,18
17h.	— 0,31	— 0,23	— 0,17	— 0,18
6h.	— 0,34	— 0,24	— 0,175	— 0,18
19h.	— 0,42	— 0,245	— 0,175	— 0,18

On voit que, dans la solution au 1/4 de saturation, il se produit, après la chute de poids, une élévation normale de la courbe. La rigidité du muscle est peu marquée.

Dans la solution à 1/2 saturation, la courbe s'élève à peine, la rigidité est nette.

Dans la solution saturée, le poids du muscle tombe rapidement à un minimum après lequel il ne s'élève plus, et le muscle entre rapidement en rigidité complète.

Mais cette rigidité et cette incapacité du muscle à réaugmenter de poids après sa chute — qui semblent bien liées à la précipitation des globulines et des albumines cellulaires — ne sont pas définitives.

Si nous plaçons en effet le muscle qui a subi l'action du sulfate d'ammoniaque à 1/2 saturation ou à saturation dans l'eau distillée, nous voyons, en même temps que la rigidité s'atténue, le muscle s'imbiber à nouveau et augmenter de poids :

Sulf. d'NH^4 à 340 o/oo Gastrocn = o gr. 49	Sulf. d'NH^4 à 680 o/oo Gastrocn = o gr. 49
(Fig. XIV.)	
15' — 0,36	— 0,33
15' — 0,32	— 0,30
15' — 0,30	— 0,285
15' — 0,30	— 0,28
placés dans l'eau distillée	
2' — 0,32	— 0,315
5' — 0,35	— 0,35
8' — 0,37	— 0,38
16h. — 0,55	— 0,57
5h. — 0,62	— 0,64
4h. — 0,67	— 0,69

Il semble donc que cette précipitation soit un phénomène réversible (quoiqu' entraînant sans doute des modifications des composants cellulaires), et l'on peut dire que la rigidité qui en est le témoin est une rigidité réversible, contrairement à la rigidité provoquée par une température élevée (au delà de 40°), et par différents facteurs que nous allons maintenant envisager.

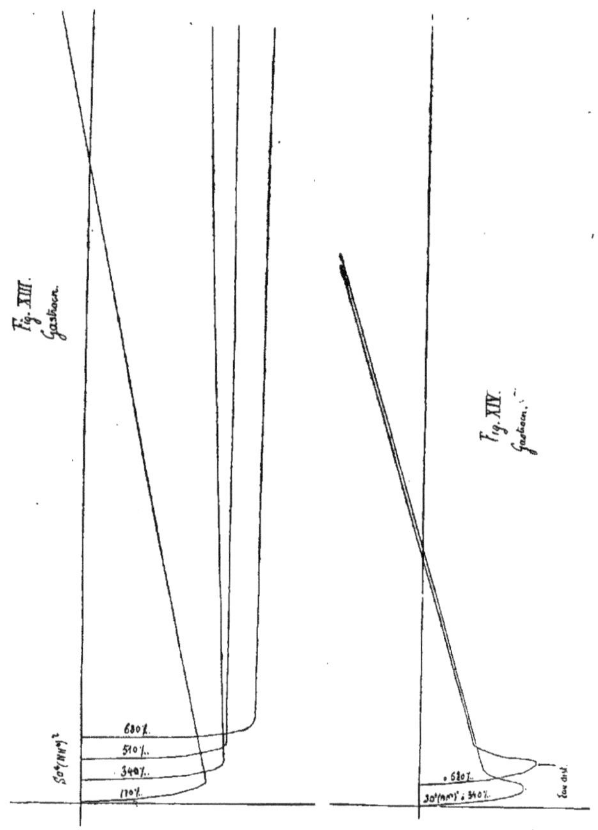

IV (suite). INFLUENCE SUR L'IMBIBITION DE L'ETAT DES ALBUMINES ET DES GLOBULINES CELLULAIRES

A. Nous avons vu que les *acides*, ajoutés en faible proportion à une solution isotonique de Nacl, favorisaient l'imbibition. *En forte proportion*, non seulement ils lui font obstacle, mais ils entraînent une désimbibition plus ou moins marquée. Dans une solution I N d'Hcl, le muscle perd immédiatement de son poids. On se rendra compte de la différence d'action des acides ajoutés en faible et en forte proportion par la comparaison suivante

Couturier = 0 gr. 12		Couturier = 0 gr. 12
Nacl à 8 0/00 — 3 cc		Nacl à 8 0/00 — 3 cc.
+ Hcl au 1/20 — 1 cc.		+ Hcl au 1/5 — 1 cc.
5' — 0,14		— 0,11
5' — 0,15		— 0,10
5' — 0,15		— 0,09
5' — 0,145		— 0,085

Un muscle ainsi désimbibé sous l'action d'un acide fort, s'imbibe ensuite s'il est immergé dans l'eau distillée. Reprenons les couturiers de l'expérience précédente et plongeons-les dans l'eau distillée :

Eau dist. — 5 cc.	Eau dist. — 5 cc.
5' — 0,17	— 0,14
5' — 0,205	— 0,19
5' — 0,23	— 0,21
30' — 0,26	— 0,23
60' — 0,275	— 0,20
60' — 0,255	— 0,19

Ajoutons que dans les solutions concentrées d'acides, le muscle ne laisse pas diffuser de protéines.

B. Une patte pesant 3 gr. 65 est plongée dans l'eau distillée pendant 24 heures. Retirée et séchée, elle pèse 4 gr. 78. Elle est alors placée dans une atmosphère chargée de *vapeurs de chloroforme.* Le tableau suivant montre la chute de poids qu'elle y subit.

5' —	4,21
5' —	3,86
5' —	3,68
5' —	3,53
5' —	3,40
5' —	3,31

24 heures après, la patte pèse 2 gr. 92. Elle est devenue complètement rigide.

C. Une patte pesant 2 gr. 26 est immergée pendant deux minutes dans l'eau distillée : elle pèse alors 2 gr. 34. Exposée pendant deux minutes au *gaz d'éclairage*, elle ne pèse plus que 2 gr. 30. Peut-être le gaz d'éclairage agit-il par les carbures d'hydrogène qu'il contient.

L'éther, la benzine agissent de même.

D. Il en est encore de même pour le *formol.*

Un gastrocnémien pesant o gr. 15 est plongé dans l'eau distillée pendant 30', et est parvenu à un poids de o gr. 225. Soumis alors à l'action du formol pur, il ne pèse plus, au bout de trente autres minutes, que o gr. 17. Vingt minutes après, il pèse o gr. 15. En même temps, il est devenu complètement rigide.

On note la même action de désimbibition du muscle imbibé avec le mélange souvent usité en histologie pour les fixations et dénommé formol salé (aldéhyde formique 9 cc. Nacl à 6 o/oo — 91 cc.) ainsi qu'avec d'autres fixateurs tels le Bouin ou le Bouin de Hollande

Un muscle pesant o gr. 34 et plongé trente minutes dans l'eau distillée jusqu'à peser o gr. 50, subit une chute considérable de poids sous l'action du Bouin de Hollande

1'	—	0,44
1'	—	0,40
1'	—	0,37
2'	—	0,34
5'	—	0,31

D. On voit que les agents précédents — chloroforme, formol, lq de Bouin — ne se contentent pas d'enlever l'eau qu'il vient d'absorber à un muscle imbibé, mais lui enlèvent en partie son eau d'imbibition normale, puisqu'une patte de 3 gr. 65 parvient en trente minutes, sous l'influence des vapeurs de chloroforme à 3 gr. 31 et à 2 gr. 92 en vingt-quatre heures, — puisqu'une patte de 2 gr. 98 parvient en trente minutes à 2 gr. 69 sous l'action du formol pur, — puisque, sous l'action du formol salé, une patte de 3 gr. parvient en trente minutes à 2 gr. 87, — puisqu'enfin un muscle de o gr. 34 parvient a o gr. 23 en vingt-quatre heures lorsqu'il est soumis à l'action du lq. de Bouin. C'est dire que toutes ces substances modifient l'imbibition normale du muscle. Ajoutons que dans tous ces milieux, le muscle ne laisse pas diffuser de protéines.

E. Les substances que nous venons d'étudier rendent le muscle rigide. La rigidité obtenue avec une température supérieure à 40°, le gaz d'éclairage, le chloroforme, le formol, un grand nombre de fixateurs n'est pas, comme la rigidité précédemment obtenue avec les solutions salines à saturation, une rigidité que l'on peut faire cesser en replongeant le muscle dans un milieu hypotonique. C'est une rigidité définitive, irréversible, ainsi que le montrent les tableaux suivants

Gastrocn = 0,16	
Eau dist :	30' — 0.235
$CHCl_3$:	50 — 0.13
Eau dist :	25' — 0.12
Eau dist :	15h.— 0.11
rigidité toujours complète	

Gastrocn = 0,15	
Eau dist :	30' — 0,225
Form. pur :	50' — 0,15
Eau dist :	25' — 0,13
Eau dist :	15h.— 0,13
rigidité toujours complète	

Gastrocn = 0,34	
Eau dist :	30' — 0 50
Bouin Holl :	10' — 0,31
Eau dist :	30' — 0,285
Eau dist :	24h. — 0.23
Rigidité complète	

V. INFLUENCE DE QUELQUES CONDITIONS BIOLOGIQUES SUR L'IMBIBITION DU MUSCLE

Nous avons recherché l'action que pouvaient avoir sur l'imbibition musculaire diverses conditions physio-pathologiques. Nos résultats ont tous été négatifs : les états physio-pathologiques divers étudiés n'ont pas modifié l'imbibition.

A. *Influence de la section du sciatique.*

Nous sectionnons le sciatique droit d'une grenouille (il persiste des mouvements dans le membre). Le dix-neuvième jour, la grenouille est sacrifiée. Les deux gastrocnémiens pèsent tous deux o gr. 37. Ils sont immergés dans l'eau distillée.

Gastrocn. gauche			Gastrocn. droit	
10'	—	0,44	—	0,445
10'	—	0,465	—	0,48
10'	—	0,49	—	0,50
15'	—	0,525	—	0,535
15'	—	0,545	—	0,555
20'	—	0,565	—	0,58
20'	—	0,58	—	0,595
20'	—	0,575	—	0,60
20'	—	0,575	—	0,60
30'	—	0,575	—	0,59

Sans doute le gastrocnémien droit (côté du sciatique sectionné) s'est-il imbibé un peu plus que le gastrocnémien témoin. Il nous semble cependant qu'il faut être prudent dans l'interprétation d'une différence aussi peu marquée, et que de nouvelles observations s'imposent avant que l'on puisse se permettre la moindre hypothèse.

B. Nous avons recherché, avec le docteur Bénard, si le fait d'ajouter à une solution du sérum d'animal ayant reçu des injections préalables de trituration de fibres musculaires, modifiait la courbe d'imbibition.

Nous avons préparé un lapin par six injections intra-péritonéales de 20 cc. d'une trituration de muscles de grenouille dans le sérum physiologique (fibres musculaires encore reconnaissables à l'œil nu). Ces injections ont été pratiquées respectivement les 31 mai, 8, 14, 21, 26 juin, et 5 juillet. Le 12 juillet, nous prélevons dans la veine marginale de l'oreille du lapin, une dizaine de centimètres cubes de sang que nous centrifugeons et dont nous recueillons le sérum. Ce sérum est ajouté, à raison de 1 cc. pour 9cc. de solution, à de l'eau distillée. et à une solution isotonique de Nacl.

Dans sol. isotonique				Dans eau distillée			
Gastrocn = 0,53		Gastrocn = 0,53		Muscle = 0,81		Muscle = 0,81	
Sol. isoton — 10cc		Sol. isoton — 9cc + Sérum de lapin préparé — 1 cc		Eau dist — 10 cc		Eau dist — 9 cc + Sérum de lapin préparé — 1 cc	
10'	— 0,53		— 0,53	10'	— 1,04		— 1,02
15'	— 0,54		— 0,54	10'	— 1,16		— 1,10
30'	— 0,55		— 0,55	10'	— 1,18		— 1,12
30'	— 0,56		— 0,56	10'	— 1,20		— 1,13
30'	— 0,56		— 0,56	15'	— 1,18		— 1,14

On voit, ici encore, qu'il n'y a pas de différences notables entre l'imbibition du muscle soumis à l'action du sérum anti-muscle et l'imbibition du muscle témoin, la légère différence pouvant s'expliquer par l'introduction dans l'eau distillée, avec le sérum de lapin, d'une certaine quantité de sels, d'où léger retard de l'imbibition.

VI. — L'IMBIBITION ÉTUDIÉE SUR DES TISSUS AUTRES QUE LE MUSCLE

Tous les faits que nous avons rapportés jusqu'ici s'appliquent au muscle. Nous avons dit les avantages que présente le muscle pour l'étude de l'imbibition. Mais nous avons pris soin de dire que les résultats qu'il permettait d'obtenir ne pouvaient être étendus, sans confirmation par l'expérience, aux autres tissus. En effet, l'étude de l'imbibition poursuivie avec d'autres tissus donne des résultats assez différents, et dont nous verrons tout l'intérêt au chapitre de l'interprétation des phénomènes d'imbibition, puisqu'ils mettent en valeur des facteurs que les faits précédents laissent dans l'ombre.

A. *Dans l'eau distillée.*

Les tissus d'un même être, placés dans l'eau distillée, s'imbibent très différemment les uns des autres. Mayer et Schaeffer (1) ont montré qu'ils se classaient suivant leur maximum d'imbibition, dans l'ordre décroissant suivant

poumons et cerveau < reins < muscles < foie

B. *Dans une solution isotonique de Nacl*, le muscle n'augmente que peu de poids; les autres tissus augmentent en proportions beaucoup plus notables.

En solution de Ringer, le muscle garde son état d'imbibition normal. La plupart des auters tissus augmentent de poids.

C. *Dans les solutions hypertoniques*, on observe de même que certains tissus (cerveau-poumons) s'imbibent.

---

(1) *Mayer et Schaeffer.* Loco citato.

D. En présence d'une *solution à réaction acide*, le muscle s'imbibe d'autant plus que l'acidité est plus forte (jusqu'à une limite d'acidité) tandis que l'imbibition du cerveau, du poumon, du foie, du rein est d'autant moins forte.

E. La classification que nous avons donnée des sels au point de vue de l'*action des différents ions* sur l'imbibition du muscle, ne peut être étendue à l'imbibition des autres tissus. En effet :

Lillie (1) étudiant l'absorption d'eau par les cellules épithéliales ciliées et leur gonflement, a constaté que la rapidité du gonflement avec des sels d'anions différents variait dans l'ordre suivant : $\text{Cl} < \text{No}^3 < \text{Br} < \text{I} < \text{Cn S}$. C'est dire que le cation ne doit pas être seul pris en considération.

Hauberrisser et Schonfeld (2), expérimentant sur le nerf de bœuf (ligament de la nuque du bœuf formé de tissu conjonctif) ont constaté de même une action nette des anions qu'ils classent dans l'ordre suivant phosph $<$ sulf. $<$ chlor. $<$ nitrates, classification semblable à celle qu'a établie anciennement Hofmeister.

Ces faits nous montrent que de multiples facteurs interviennent dans la production des phénomènes d'imbibition, et, qu'à côté des modifications du milieu ambiant, il nous faudra tenir compte de la nature des tissus étudiés.

---

(1) *Lillie*. Amer. Journ. of Physiology 1906 XVII, p. 91, p. 122 et suivantes.

(2) *Hauberrisser et Schonfeld*. Loco citato.

ESSAI D'INTERPRÉTATION DU PHÉNOMÈNE DE L'IMBIBITION

Ayant passé en revue les variations de la teneur en eau d'un tissu organisé, le muscle, immergé dans des solutions diverses, nous allons aborder maintenant l'interprétation du phénomène de l'imbibition. Nous n'avançons ici qu'un essai basé sur les travaux récents et nos propres expériences. Nous savons quelles difficultés l'on rencontre pour grouper en synthèse les faits rencontrés chemin faisant. Notre explication est sans doute incomplète. Elle nous a paru toutefois englober la majorité des faits et de la manière relativement la plus claire.

I. L'Imbibition phénomène de surface cellulaire.

L'imbibition a d'abord été considérée comme un phénomène mettant en jeu des propriétés particulières de la périphérie de la cellule et impliquant l'idée d'une membrane cellulaire.

Cette membrane n'existe pas histologiquement, si ce n'est sur les cellules végétales (membranes cellulosiques) et quelques cellules animales (membranes chitineuses des arthropodes, membranes chargées de silice, de pectine, etc.). Mais on peut supposer qu'il existe une membrane physiologique, c'est-à-dire qu'une portion du protoplasma périphérique (couche ectoplasmique, membrane plasmique) est douée de certaines propriétés physiques ou chimiques qui lui permettent d'intervenir dans les courants d'eau qui se produisent entre la cellule et son milieu.

Une fois supposée cette membrane qui, comme toute matière vivante, est de nature colloïdale, on a pensé que ces courants d'eau pouvaient s'expliquer par des actions semblables à celles que l'on groupe en physique sous le nom de phénomènes osmotiques. L'imbibition a d'abord été liée à la pression osmotique.

A. *Phénomènes osmotiques.*

Or, il semble bien, à première vue, que l'intervention de phénomènes osmotiques soit démontrée par la manière dont se comporte le muscle dans les solutions hypo, iso, hypertoniques de Nacl. Dans ces solutions en effet, le muscle s'imbibe ou se désimbibe suivant des modalités qui semblent bien d'accord avec les deux lois fondamentales de l'osmose (loi des concentrations et loi des températures).

Poussant même plus loin la comparaison avec les phénomènes observés in vitro, on a pensé que la membrane cellulaire se comportait comme ces membranes hémiperméables artificielles (en ferrocyanure de cuivre par ex. Traube-Pfeffer) qui permettent le passage de l'eau, mais opposent une barrière infranchissable à toute autre substance (Hofmeister, H. de Vries, Hamburger). On a bientôt abandonné cette croyance en une membrane strictement et toujours hémiperméable : de telles membranes n'ont jamais été construites (les membranes de précipité ne possèdent qu'une hémiperméabilité relative ; elles sont traversables par un grand nombre de corps) ; une cellule ainsi emprisonnée serait dans l'impossibilité de se nourrir ; la plasmolyse qui, dans sa première phase semble confirmer l'existence de pareilles membranes régresse toujours dans une deuxième phase ; au surplus, on a saisi directement l'entrée ou la sortie de la cellule d'un très grand nombre de substances électrolytiques et non électrolytiques.

La membrane n'est donc pas hémiperméable. Elle

laisse, d'une manière continue ou par intervalles seulement (conception actuelle de quelques auteurs), de nombreux corps la traverser.

S'il n'y pas osmose unilatérale, comme le voulait Pfeffer, on peut imaginer qu'il y a osmose bilatérale (anciennes endo et exosmose de Dutrochet). « La nature réalise des expériences de Dutrochet et non des expériences de Pfeffer » (Laugier et Bénard). La membrane n'intervient que pour « apporter une perturbation aux lois habituelles de la diffusion » (P. Girard.) La membrane n'est donc plus rigoureusement hémiperméable ; elle permet l'entrée et la sortie d'un grand nombre de substances.

Pour le cas particulier de l'imbibition du muscle, Laugier et Bernard (1) se basant sur ces phénomènes d'osmose bilatérale ont construit un schéma physique du muscle qui leur permet d'expliquer la courbe d'imbibition et l'influence de la température. « Le muscle étant plongé dans l'eau distillée ou dans des solutions de Nacl hypotoniques, sa membrane est le siège d'un courant double : 1° du fait de l'hémiperméabilité partielle un courant d'eau s'établit de l'extérieur vers l'intérieur, 2° du fait de la perméabilité partielle, une diffusion de sels s'établit de l'intérieur vers l'extérieur. Ces deux phénomènes concourent à diminuer la concentration intramusculaire. Quant au courant endosmotique, il met en tension la membrane limitante élastique : on atteindra un maximum au temps *t* quand la réaction élastique de la membrane équilibrera la force du courant endosmotique... A ce moment, le courant endosmotique s'arrête ; mais la

(1) *Laugier et Bénard*. Loco citato.

diosmose, la diffusion n'a aucune raison de s'arrêter ; dès lors, le « potentiel tonique » contenu à l'intérieur du muscle diminuant, la pression interne diminue... et, à travers la membrane le mouvement diosmotique continue, la sortie de chaque molécule de sel ayant pour conséquence la sortie d'un certain nombre de molécules d'eau » On voit que, dans ce schéma « la pression due à la tension de la membrane remplace la surpression créée par la dénivellation d'origine endosmotique » de l'expérience de Dutrochet. L'élasticité de la membrane limitante joue le rôle de la pesanteur.

Quant à l'action de la température, elle se comprend aisément « l'élévation de température 1° diminue la viscosité de l'eau distilée ; par suite, au départ... l'endosmose sur qui la viscosité agit comme résistance sera plus rapide à température élevée qu'à température basse ; 2° augmente les coefficients de diffusion... elle accélère de ce fait la diffusion des corps dissous à travers la membrane, d'où rapidité plus grande de la décroissance de la courbe à température élevée et maximum moins élevé. La précocité du maximum s'explique par l'effet convergent des deux facteurs précédents ».

L'explication que Laugier et Bénard fournissent de la courbe d'imbibition peut, inversée, s'appliquer à la courbe de désimbibition dans les solutions hypertoniques.

On voit que, dans la conception qui fait de l'imbibition un phénomène de surface de la cellule, la pression osmotique des cristalloïdes a été d'abord invoquée comme facteur prépondérant, sinon unique.

Cependant de très nombreux faits montraient que l'osmose était insuffisante pour expliquer un grand nombre de résultats observés au cours de l'étude de l'imbibition cellulaire, et plus particulièrement le rôle des ions dont les solutions sont chargées.

B. *Les charges électriques. Les différences de potentiel.*

Comment expliquer en effet l'imbibition dans les solutions isotoniques de Nacl faiblement acidifiées ou alcalinisées, ou encore le fait qu'une cellule qui ne s'imbibe pas dans une solution de Nacl à une certaine concentration moléculaire, s'imbibe dans des solutions d'autres sels à la même concentration moléculaire ?

Un nouveau facteur semble intervenir. Une nouvelle explication devient nécessaire, qu'à la suite des travaux de Quincke, de Helmholtz, de Perrin, l'on trouve dans le phénomène de l'osmose électrique et des courants bioélectriquse (Lillie, Bernstein, von Bruning, Hober).

On sait que des liquides filtrant à travers des tubes capillaires créent des charges électriques de signe opposé sur les parois de ces tubes. On sait inversement que des tubes capillaires dont les parois prennent des charges électriques de signe opposé, deviennent le siège de veines liquides qui les parcourent. Girard (1), dont les travaux ont beaucoup contribué à établir le rôle de l'osmose électrique en biologie, a pensé que ces phénomènes expliquaient un grand nombre des faits d'imbibition. Du fait de la présence, dans le milieu, d'ions chargés électriquement, la membrane cellulaire, colloïde à micelles et à espaces capillaires intermicellaires, se polarise, devient positive sur l'une de ses faces, négative sur l'autre, et cette

---

(1) *Girard*. La Pression osmotique et le mécanisme de l'osmose. 1912 (Hermann).

différence de potentiel établit des courants d'eau qui parcourent ces espaces capillaires, allant de la solution à la cellule ou de la cellule à la solution.

Osmose simple, osmose électrique par différences de potentiel : Voilà donc les deux premiers facteurs envisagés dans l'explication des phénomènes d'imbibition, l'un et l'autre étant considérés comme intéressant la périphérie de la cellule — phénomènes de surface — et se produisant grâce à l'existence d'une membrane cellulaire.

C. *Objections à l'existence de la membrane cellulaire. Critique de la conception des phénomènes de surface.*

Mais cette membrane que le microscope ne nous décèle pas, est-il nécessaire d'en supposer l'existence pour expliquer les phénomènes d'osmose simple et d'osmose électrique ?

Qu'est-ce que l'osmose ? Les conceptions les plus récentes nous disent que les phénomènes osmotiques réalisés *in vitro* se produisent dans la membrane. Les phénomènes osmotiques prennent naissance lorsque « la membrane imbibée jouit des propriétés des membranes organiques, lorsqu'elle subit l'imbibition constitutionnelle. Les corps qui donnent lieu aux phénomènes osmotiques, nous dit le professeur Broca, sont ceux qui présentent une tension de vapeur d'eau constante à température donnée ; ce sont des corps hygrométriques. L'eau qu'ils contiennent n'est pas de l'eau simplement interposée, mais de l'eau de constitution ». C'est le cas des colloïdes, et il suffit qu'un colloïde soit en présence d'électrolytes pour que prennent naissance des courants osmotiques. Il suffit donc que la cellule — bloc colloïdal — soit en contact avec des solutions électrolytiques, pour que des phénomènes comparables aux phénomènes osmotiques apparaissent.

Qu'est-ce que l'osmose électrique ? Le transport d'eau, par différences de potentiel de contact, dans des tubes capillaires aux parois chargées électriquement. Mais pourquoi supposer que ces phénomènes ne peuvent se produire que dans la membrane ? Tout le protoplasme cellulaire n'est-il pas constitué pareillement de micelles et d'espaces capillaires intermicellaires, et les différences de potentiel, au lieu d'intervenir uniquement à la périphérie de la cellule, au niveau de la membrane plasmique, ne peuvent-elles entrer en jeu dans sa masse entière ?

Pas de membrane histologique. Pas de membrane douée de propriétés physiques particulières, puisque ces propriétés ne peuvent être que celles des colloïdes dont la membrane est constituée au même titre que le reste du protoplasme cellulaire. Allons-nous admettre, reprenant ainsi les conceptions de Dutrochet et de Lhermite, l'existence d'une membrane chimique chargée de corps — lipoïdes — particulièrement miscibles à l'eau et favorisant l'imbibition (membrane lipoïdique d'Overton) ? Mais Mayer, Schaeffer et Terroine, Fauré-Frémiet ont montré que ces corps ne sont pas une spécialité de la périphérie de la cellule et qu'on les rencontre dans la cellule entière.

La membrane cellulaire serait-elle donc une invention gratuite ? Nous n'avons pourtant pas le droit de le dire.

Les histologistes nous apprennent que beaucoup de cellules présentent à leur périphérie un protoplasme différent par sa réfringence. La couche périphérique du protoplasme des cellules végétales, de beaucoup de cellules animales (amibes, mégacaryocytes, cellules intestinales, cellules rénales) est formée par un protoplasme plus réfringent que celui des parties profondes de la cellule proches du noyau : les colloïdes de cette couche superficielle sont plus condensés, et les lipoïdes, bien que présents dans toute la cellule, y sont aussi en plus grande proportion. Pareille différenciation semble d'ailleurs toute naturelle puisque la couche superficielle du protoplasme cellulaire est soumise à une tension superficielle que les couches plus profondes ne subissent pas, puisqu'aussi cette couche périphérique reçoit directement les impressions extérieures et est la première à entrer en réaction avec le milieu ambiant. Il est d'ailleurs probable qu'il n'y a pas de distinction tranchée entre cette couche superficielle quelque peu modifiée et les couches profondes, mais que l'on passe par gradations insensibles de l'une aux autres, car supposer à la périphérie de la cellule une membrane bien distincte du reste du protoplasme celulaire par ses qualités physiques ou chimiques, ce n'est nullement résoudre la question de la pénétration de l'eau et des substances dans la cellule, puisque ces substances doivent atteindre la cellule dans sa totalité et de nouvelles difficultés surgissent pour expliquer le passage des substances de la couche exoplasmique dans l'endoplasme. Admettre une membrane bien différenciée, ce n'est donc que reculer d'un pas le problème des échanges cellulaires. Comme il est plus simple pour l'esprit de concevoir que le protoplasme cellulaire est semblable à lui-même et jouit de propriétés analogues dans toute l'étendue de la cellule. En admettant donc que la couche exoplasmique a quelques caractéristiques propres, l'on est forcé de reconnaître qu'elle se compose de colloïdes, ou de complexes lipoprotéiques, semblables à ceux que l'on rencontre dans le reste de la masse cellulaire. Et ne faut-il pas, en définitive, chercher les raisons de l'imbibition dans quelque propriété inhérente aux colloïdes protoplasmiques ? L'imbibition au lieu d'être un phénomène de surface de la cellule, n'est-elle pas un phénomène intéressant pareillement tout le protoplasme cellulaire, et se produisant dans toute son étendue, par le jeu de variations des qualités physiques ou chimiques de ce protoplasme ?

L'action sur l'imbibition de solutions salines saturées de Nacl, So^4 Mg, $So^4 (NH^4)^2$ qui précipitent les albumines et les globulines cellulaires, l'action de divers facteurs (chaleur, chloroforme, formol, etc.), qui coagulent le protoplasme, ne semblent-elles pas démontrer que l'imbibition intéresse bien au même titre la cellule entière et non seulement sa couche la plus externe ? Ne faut-il pas substituer à la conception de l'imbibition phénomène de surface de la cellule, la conception de l'imbibition phénomène intéressant toute la masse colloïdale de la cellule ?

II. L'Imbibition, phénomène de masse cellulaire

A. *Imbibition des colloïdes artificiels et des colloïdes naturels préparés.*

Depuis une trentaine d'années, de nombreux auteurs ont étudié, parallèlement à l'imbibition des tissus organisés, l'imbibition de blocs colloïdaux préparés: savons (1) (J. Loeb), disques de gélatine ou de fibrine (Hofmeister, Pauli, Spiro, Ostwald, Nolf, Moore et Parker, Lillie, Fis-

(1) La nature colloïdale des savons, remarquons-le en passant, n'est pas démontrée, car s'ils ont un certain nombre de propriétés des colloïdes, on pourrait aussi, pour certains auteurs, les rapprocher des substances cristalloïdes organiques à grand nombre d'atomes.

cher, Iscovesco, etc.) Tous ces auteurs ont constaté que l'on retrouvait dans l'imbibition de ces blocs colloïdaux, évidemment dépourvus de toute membrane, les diverses influences déjà citées.

Dans l'eau pure, la gélatine fixe 25 fois son poids d'eau, la fibrine 40 fois. L'adjonction d'acide ou d'alcali en très faible quantité accroit considérablement ce gonflement. La classification des acides selon leur pouvoir de favoriser l'imbibition est identique à celle que nous avons précédemment énumérée. Les sels empêchent le gonflement, les cations se classant dans l'ordre suivant : K, Am, Na, Ca, Mg, St, Ba, Cu, Ur, — et les anions : Chlor., bromure, nitrate, acétate, tartrate, citrate, sulfate, iodique, ferrocyanique, sulfocyanate. La gélatine paraît surtout sensible à la nature de l'anion, tandis qu'avec d'autres colloïdes c'est le cation qui intervient.

Les colloïdes artificiels et les colloïdes naturels préparés se comportent donc, en grande partie, comme les tissus organisés, les différences de comportement s'expliquant aisément par le fait que ces disques de gélatine ou de fibrine n'ont pas exactement la composition chimique des colloïdes tissulaires (teneur en sels et en lipoïdes par ex.), n'ont peut-être pas exactement la même structure physique, ce qui fait que si plusieurs facteurs interviennent pareillement, d'autres agissent différemment dans les deux cas.

A mesure que se poursuivent ces travaux, se dégage et se précise l'idée que les colloïdes sont le facteur essentiel de l'imbibition et qu'ils interviennent par une propriété qui est la résultante de leur état physico-chimique : leur hydrophilie.

Une nouvelle conception de l'imbibition prend naissance. l'imbibition est liée à l'hydrophilie des colloïdes cellulaires, c'est donc un phénomène intéressant la cellule non plus à sa surface seulement, mais dans sa totalité.

B. *Coefficient lipocytique.*

Dans leurs travaux sur les constantes cellulaires, Mayer et Schaeffer ont établi qu'il existait un rapport entre l'eau et la cholestérine que contiennent les tissus. La cholestérine ajoutée à des corps gras non miscibles à l'eau, les rend miscibles et leur permet de s'imbiber. Plus un tissu contient de cholestérine, plus il peut absorber d'eau. L'imbibition est donc, en une large mesure en rapport avec le coefficient lipocytique :

$$\frac{\text{cholestérine}}{\text{ac. gras fixes}} \qquad \frac{\text{cholestérine}}{\text{phosphore lipoïdique}}$$

Plus ce coefficient est élevé, plus la teneur en eau des cellules est grande, et Mayer et Schaeffer sont ainsi amenés à établir la notion d'une pression d'imbibition dépendante de ce coefficient lipocytique.

On voit, ici encore, que l'imbibition, dans la mesure où elle est en rapport avec la teneur en lipoïdes de la cellule, semble bien être un phénomène qui intéresse toute la cellule et non seulement sa surface, puisque ces lipoïdes, s'ils sont peut-être en plus grande proportion à la surface, se rencontrent, comme nous l'avons dit plus haut, dans toute la cellule.

C. *Schéma physique de la cellule.*

Avant d'envisager comment l'on peut transporter dans l'interprétation de l'imbibition cellulaire, les résultats de l'imbibition des colloïdes artificiels ou naturels préparés, et de la teneur de la cellule en lipoïdes, il nous semble utile d'établir le schéma physique de la cellule, et les rapports de ses constituants chimiques. Sans doute ce schéma est-il incomplet et peut-être partiellement erroné Il n'en permet pas moins de pénétrer un peu plus avant dans la compréhension des phénomènes.

La cellule est un complexe se présentant essentiellement sous l'apparence d'une gelée colloïdale. Cette masse colloïdale est composée: d'une part, de micelles, agrégats de molécules de forme et de volume variables, exerçant une attraction les unes sur les autres, plus ou moins séparées les unes des autres (états d'agrégation ou de dispersion) et développant une pression osmotique propre — peut-être réunies en groupes ou en filaments formant des réseaux dont les mailles circonscrivent des espaces, — d'autre part, d'un liquide interstitiel, intermicellaire, occupant ces espaces. Les micelles sont divisibles ; elles renferment deux radicaux ; elles sont ionisées ; on peut les considérer comme constituées elles-mêmes, d'une part, d'un amas central de molécules qui en forment la partie la plus lourde, — d'autre part d'une couche périphérique composée d'ions retenus par la masse principale et porteurs d'une charge électrique. En somme, la micelle apparaît comme un complexe cristallo-colloïdal dont la charge électrique, d'ailleurs très légère, est négative, dans la majorité des tissus.

Le liquide intermicellaire est chargé d'ions libres qui portent une charge électrique opposée.

En somme, autour d'un noyau, que nous ne définissons pas chimiquement pour l'instant, se trouvent des ions qui jouissent d'une mobilité variable : les uns immobilisés à la surface du noyau, les autres relativement libres dans le liquide intermicellaire.

L'eau est partout présente et sous des états qui, de même, ne sont pas véritablement distincts, mais diffèrent simplement entre eux par le degré de liberté des molécules: eau de constitution, fixée sur les groupes atomiques, — eau intramicellaire, située dans la micelle même, imprégnant les espaces qui séparent les molécules constitutives de la micelle, — eau d'adhésion, formant autour des micelles des couches concentriques d'autant plus libres qu'elles en sont plus éloignées, et sur laquelle les micelles exercent une attraction relativement grande, — eau de capillarité enfin, moins soumise à l'attraction micellaire, relativement libre dans les espaces intermicellaires. La cellule est donc toujours en un certain état d'imbibition, que nous appelons son imbibition normale.

Voici, schématiquement, la structure physique du protoplasme. Ajoutons que cette structure, bien que fondamentalement semblable dans toute l'étendue de la cellule, est susceptible de modifications légères. Ainsi, pour la question qui nous occupe plus particulièrement, il semble qu'à la périphérie de la cellule, l'agencement des micelles soit quelque peu différent de ce qu'il est en leur centre (micelles plus proches les unes des autres).

Quoiqu'il en soit, cette masse colloïdale, cette dispersion micellaire, est en équilibre, et cet équilibre, qui est celui de tout colloïde, est défini par la surface et le volume des micelles, leur état d'agrégation ou de dispersion. C'est dire qu'il fait intervenir les forces d'absorption, la tension osmotique propre des colloïdes, les charges électriques, etc.

D. *Constituants chimiques de la cellule.*

Mais la connaissance de cette structure physique ne nous donne qu'une notion bien grossière de la cellule.

La cellule est un édifice chimique extrêmement complexe. On y rencontre des protéines, — albumines, globulines, etc. — qui forment la base chimique du protoplasme, des lipoïdes, du glycogène, d'autres hydrates de carbone, des graisses, des sels : chlorures et phosphates de Na, K, Ca, Mg. etc., parfois de l'iode, du fer, du manganèse.

Comment faire correspondre cet ensemble chimique et l'édifice physique?

Les électrolytes constituent ces ions que nous avons rencontrés dans le liquide intermicellaire et à la surface des micelles. Mais les albumines et les globulines, les lipoïdes, le glycogène, etc., allons-nous les supposer formant chacun le noyau central d'un certain nombre de micelles qui seraient ainsi différentes les unes des autres et simplement juxtaposées? Où supposerons-nous que certains d'entre ces corps sont adsorbés par les autres, et forment à leur surface une première couche retenue par ces forces d'adsorption et doublée de la couche électrolytique ?

Les histophysiologistes (entre autres Mayer et Schaeffer) ont montré que les lipoïdes sont retenus par adsorption à la surface d'un noyau protéique, et que les complexes lipo-protéiques ainsi formés sont, tantôt répartis régulièrement dans la cellule avec, peut-être, prédominance à sa surface, et tantôt peuvent constituer du fait d'une précipitation partielle ces granulations qui existent à l'état vivant et qui constituent la chondriome (Fauré-Frémiet).

Le glycogène constituerait plutôt des groupements de micelles indépendantes, comme le montrent, entre autres exemples, les figures représentant les cellules hépatiques au cours de la transformation du glycogène (Noel), figures sur lesquelles on voit le glycogène former des plages compactes entre les réseaux de mitochondries.

Quoiqu'il en soit, de même que l'étude de la structure physique du protoplasme nous avait amené à envisager l'équilibre physique des forces micellaires, de même l'étude de sa constitution chimique nous fait envisager un équilibre chimique, car nous savons que les substances constitutives essentielles de la cellule se trouvent, chacune pour son compte, et les unes par rapport aux autres, en proportions bien définies (constantes cellulaires de Mayer et Schaeffer).

Dire qu'il existe un équilibre physique et un équilibre chimique, ce n'est qu'envisager la chose sous deux angles un peu différents ; et cela revient en somme à dire que l'édifice cellulaire est trop complexe pour que nous puissions, en l'état actuel de nos connaissances, l'inscrire entièrement dans une formule physique schématique. Il est cependant utile de se représenter la cellule à ces deux points de vue, avec les facteurs différents que ces deux points de vue présentent à l'esprit, pour comprendre l'ensemble des phénomènes et particulièrement le phénomène de l'imbibition.

E. *Equilibre dans la cellule. Equilibre de la cellule et de son milieu.*

Ainsi la cellule forme un tout équilibré, et en équilibre avec le milieu ambiant. Mais cet équilibre n'est pas immuable ; la cellule renouvelle ses matériaux. C'est donc un équilibre à tout instant modifié par des influences diverses qui assurent à la cellule l'entrée des substances nutritives et la sortie des produits de déchet, un va-et-vient incessant de matériaux qui permettent la continuité de sa vie et dont l'intensité varie avec l'état de fonctionnement ou de repos.

L'équilibre est donc à tout instant rompu par les modifications du milieu extérieur (1); et ces variations extérieures agissent en premier lieu sans doute sur les éléments les plus libres du protoplasme cellulaire ; mais, du fait même de l'équilibre intracellulaire, on ne peut concevoir que ces éléments soient atteints sans que l'ébranlement qui leur est imprimé ne se transmette jusqu'aux micelles et aux noyaux qui en forment le substratum.

Il est donc probable que toute perturbation extérieure, si minime soit-elle, modifie tout l'édifice colloïdal cellulaire. L'assise la plus externe de cet édifice, composée comme ses voisines de micelles et de liquide intermicellaire n'a aucun caractère qui la distingue si ce n'est, comme nous l'avons dit, que les micelles y sont peut-être plus proches ; cette assise, la première, subit les influences étrangères, et, selon la nature de ces influences, il se produit à son niveau tantôt des modifications telles (floculation colloïdale, rapprochement des micelles) que les assises plus profondes échapperont à l'action de la substance extérieure (rôle protecteur), tantôt des modifications qui aboutiront seulement à l'établissement d'un nouvel état d'équilibre vis-à-vis du milieu extérieur ; de ce fait se trouvera rompu l'équilibre établi avec les assises plus pro-

(1) Comme il est peut-être aussi rompu, de manière régulière, et souvent même rythmée, par des variations internes, dues aux facteurs héréditaires qui imposent à la cellule des lois de développement.

fondes qui, à leur tour, se modifieront, jusqu'à ce que l'édifice entier ait atteint un nouvel équilibre tant dans son intimité que vis-à-vis du milieu ambiant. Tout s'enchaîne : une modification de l'une quelconque des unités de l'édifice colloïdal cellulaire — protéines, lipoïdes, électrolytes, eau — agit sur les unités voisines.

Il nous reste à chercher comment ces données générales peuvent s'appliquer au problème plus particulier de l'imbibition.

F. *Schéma de l'imbibition.*

Ceci étant posé, que faut-il pour qu'une cellule s'imbibe ou se désimbibe, prenne de l'eau ou en rejette ? il suffit qu'il se produise une modification, quelle qu'elle soit, du milieu ambiant ou de l'équilibre physico-chimique de la cellule. Les variations de l'eau cellulaire sont liées aux variations du milieu ambiant — quantité d'eau, teneur en électrolytes, valence ionique, etc. — et aux variations consécutives de l'équilibre colloïdal de la cellule et de l'équilibre entre ses différents constituants (électrolytes, lipoïdes, protéines, etc.).

Divers facteurs permettront aux variations extérieures de se répercuter sur le protoplasme cellulaire.

Si l'on se reporte à notre schéma de la cellule, à ce que nous avons dit des phénomènes d'osmose simple, d'osmose électrique, d'attraction exercée par les micelles sur les électrolytes et sur les molécules d'eau, on s'explique le processus de l'imbibition dans les différentes solutions.

Des phénomènes osmotiques prenant naissance au contact d'un colloïde et d'un électrolyte, on comprend les phénomènes d'imbibition en rapport avec l'hyper ou l'hypotonicité des solutions de Nacl. On conçoit aussi que les charges électriques des divers ions interviennent pour créer des courants d'osmose électrique, puisque la cellule est faite d'espaces capillaires intermicellaires dont les parois prennent les charges en présence et qui deviennent ainsi le siège de veines liquides ; grâce à cette osmose électrique s'expliquera l'imbibition dans les solutions isotoniques de Nacl faiblement acidifiées ou alcalinisées ; grâce à elle aussi s'expliqueront les variations de l'imbibition dans diverses solutions salines de même concentration moléculaire, mais d'anions ou de cations différents. On concevra encore que les variations de l'agencement des micelles, de leur forme, de leur volume, de leur état d'agrégation ou de dispersion, modifiant leur pouvoir d'attraction sur les molécules d'eau, puissent retentir sur l'imbibition : et l'on pourra de la sorte expliquer l'action sur l'imbibition des solutions saturées de Nacl, So^4 Mg. So^4 $(NH^4)^2$, des acides forts, du chloroforme, du formol,etc., qui coagulent albumines et globulines cellulaires et par conséquent modifient cet état des micelles. On concevra enfin que plusieurs tissus dont la teneur en lipoïdes est différente, puissent dans une même solution (sol hyper tonique) se désimbiber (muscle) ou s'imbiber (cerveau, poumon).

Pénétrons plus avant. Si nous suivons la marche des phénomènes dans quelques cas d'imbibition pris en exemple, nous verrons se développer les processus suivants :

1° Imbibition dans l'eau distillée.

Le gonflement du muscle nous prouve que, par le jeu de phénomènes osmotiques simples commandés par les électrolytes intracellulaires, un certain nombre de molécules d'eau ont pénétré dans les cellules (1). Elles se sont ajoutées à l'eau de capillarité, se sont interposées entre les micelles qu'elles ont séparées les unes des autres, déterminant ainsi la turgescence du protoplasme. Elles ont rompu l'état d'équilibre des électrolytes intermicellaires (concentration ionique, charge électrique, etc.) qui, en partie, quittent la cellule et diffusent dans le milieu ambiant. Du fait de ce départ, les électrolytes périmicellaires se trouvent à leur tour atteints dans leur équilibre. Le pouvoir d'attraction des micelles pour les molécules d'eau se modifie. Les noyaux protéiques micellaires sont eux-mêmes touchés, comme le prouve la diffusion des protéines dans la solution extérieure.

Il est aisé de comparer à ce phénomène ce que l'on constate dans l'hémolyse, où l'on voit de même l'eau pénétrer dans le globule, le disloquer, rompre l'équilibre électrolytique, puis atteindre le noyau hémoglobine des micelles ; ainsi l'hémoglobine diffuse bientôt dans l'eau. La représentation d'une membrane périglobulaire imperméable à l'hémoglobine, laissant pénétrer l'eau dans le globule jusqu'à ce que ce dernier, gonflé, la fasse éclater, d'où issue de l'hémoglobine emprisonnée, cette représentation commode est fausse de toute évidence : on ne constate pas au microscope d'éclatement globulaire ; on sait même que le globule hémolysé conserve sa morphologie normale : un corps étranger (trypanosome) qui vient à

(1) On ne peut supposer que le passage d'eau s'effectue seulement dans les espaces interstitiels intercellulairs, et non dans les cellules. Les variations de l'imbibition suivant le tissu étudié montrent que ce n'est pas le tissu interstitiel banal qui entre en jeu, mais bien le tissu différencié par ses éléments cellulaires.

son contact, rebondit à sa surface comme à la surface d'un globule normal.

Nous voyons par quel mécanisme le tissu s'imbibe lorsqu'il est immergé dans l'eau distillée. Il nous reste à expliquer pourquoi la courbe d'imbibition atteint un maximum puis s'abaisse. On a cherché l'explication de ce phénomène dans l'entrée en jeu de la résistance élastique du tissu conjonctif qui entoure l'organe étudié (périmysium dans le cas du muscle, Laugier et Bénard) : on l'a cherché dans la destruction des membranes hémi perméables, destruction due à l'acidité développée dans l'organe qui s'imbibe (Meigs). Un fait certain est que le muscle immergé dans l'eau distillée meurt plus ou moins rapidement : il y a donc un changement complet de l'état des colloïdes, de leur hydrophilie. Des phénomènes d'autolyse prennent naissance ; il se produit des floculations colloïdales. Aussi le tissu ne peut-il plus garder la quantité d'eau qu'il avait absorbée. Lorsque la température s'élève, le muscle meurt plus tôt, comme le montrent l'acidité plus intense, la diffusion des électrolytes et des protéines plus rapide, la perte précoce de l'irritabilité; les modifications colloïdales se sont donc produites plus rapidement, et la courbe descend par conséquent plus vite.

Ajoutons enfin que si différents tissus s'imbibent différemment dans l'eau distillée (de même que des globules sanguins de diverses espèces animales y laissent échapper plus ou moins rapidement leur hémoglobine), c'est que ces différents tissus contiennent des proportions variables de graisse et de cholestérine et que, suivant la richesse en cholestérine des complexes micellaires lipo-protéiques, l'hydrophilie colloïdale est plus ou moins grande.

2° Imbibition dans les solutions hypotoniques de Nacl.

Une explication semblable à la précédente nous fait comprendre les courbes d'imbibition dans les solutions hypotoniques.

Toutefois nous avons constaté que dans une solution très hypotonique (moins de 1 o/oo) le muscle s'imbibait plus que dans l'eau distillée. Comment interpréter ce fait ? On peut admettre (et cette hypothèse se rapproche de celle que nous rencontrerons pour l'imbibition dans les solutions ionisées) que la présence d'un certain nombre d'ions en trop faible proportion pour gêner l'endosmose, donne naissance à des phénomènes d'osmose électrique par lesquels des veines liquides nouvelles s'ajoutent aux courants déterminés pas l'osmose simple. Mais on peut aussi penser qu'il y a, dans l'eau distillée, des modifications des protéines cellulaires (on sait que l'eau distillée précipite les globulines) qui ne se produisent pas lorsque le milieu contient une faible proportion d'électrolytes.

3° Imbibition dans une solution de Nacl à 8 0/00.

Nous avons vu que le muscle s'imbibe dans une solution de Nacl à 8 o/oo. Le phénomène est-il paradoxal ? Dans une solution pure de Nacl à 8 o/oo, les ions protoplasmiques autres que Na et Cl ont tendance à diffuser au dehors, et à être remplacés par ces derniers, d'où, dans le protoplasme, excès de ces derniers et, par contre, appauvrissement en ions Ca, Mg, etc. Ces variations électrolytiques modifient l'équilibre colloïdal et nous expliquent que la cellule puisse s'imbiber. Et de ceci nous avons une preuve dans l'absence de toute imbibition dans les solutions équimoléculaires renfermant différents ions en proportions variables — telles que la solution de Ringer qui maintient à peu près intact l'équilibre électrolytique de la cellule, et par là, son équilibre colloïdal et son état d'imbibition normal.

4° Imbibition dans les solutions isotoniques de Nacl faiblement acidifiées ou alcalinisées.

Ici, c'est par le jeu de l'osmose électrique, des différences de potentiel établies par la présence des ions H + ou OH — sur les parois des espaces capillaires intermicellaires que prennent naissance les veines liquides qui amènent des molécules d'eau dans ces espaces et, comme précédemment, rompent l'équilibre colloïdal de la cellule qui ne se rétablira qu'après une atteinte plus ou moins profonde de l'édifice entier. Le fait que, dans la classification des acides, un acide fort (HCl) se tient en tête et un autre ($So^4 H^2$) en queue, tandis que plusieurs acides organiques faibles les séparent prouverait, pour H. Fischer, qu'il ne faut pas seulement tenir compte de l'ion H, mais aussi de l'anion annexé.

5° Imbibition dans des solutions de divers sels à même concentration moléculaire.

Les explications précédentes nous montrent comment interviennent les ions dans le phénomène de l'imbibition. Le fait que, dans la majorité des tissus, et plus particulièrement dans le muscle, le protoplasme est composé de complexes micellaires cristallo-colloïdaux à charge négative nous explique pourquoi les cations interviennent dans l'imbibition de la plupart des tissus alors que les anions ont une influence moindre. Cette règle cependant est loin d'être absolue puisque les anions interviennent dans quelques cas.

6° Imbibition dans les solutions hypertoniques de Nacl.

L'osmose simple nous fait comprendre la chute primitive de poids. C'est dans les modifications de l'état d'ionisation des protéines, de l'état de dispersion micellaire qui en résulte qu'il faut sans doute chercher l'explication du relèvement de la courbe.

Dans les solutions saturées de Nacl, So^4 Mg, So^4 $(NH^2)^4$, l'osmose nous explique la chute de la courbe ; en même temps se produit une précipitation des micelles protoplasmiques qui les rapproche, mais les laisse dans un état tel qu'elles peuvent à nouveau s'imbiber si elles sont mises en présence d'eau distillée. Au contraire, la chute de poids subie dans quelques fixateurs, ou sous l'action des vapeurs de $CHCl^3$ est irréversible, les micelles étant parvenues à un état tel que toute imbibition ultérieure est impossible.

Dans toutes les conditions que nous venons d'envisager, les tissus organisés ne se comportent pas toujours comme des disques de gélatine ou de fibrine. Mais ceci ne doit pas nous surprendre, puisque nous constatons déjà des différences entre les manières de se comporter de différents tissus (voir les classifications des ions salins) : nous savons en outre que la gélatine ou la fibrine préparées sont infiniment plus simples, dépourvues d'un certain nombre de ces constituants cellulaires dont nous avons vu l'intérêt considérable dans les phénomènes d'imbibition (moins d'électrolytes (1), absence de lipoïdes) ; ces

(1) *Fischer* nous dit que la fibrine dont il se sert (fibrine de bœuf desséchée) est presque entièrement dépourvue de sels.

albumines préparées ont aussi, sans doute, une structure physique plus simple que celle des tissus organisés (en particulier, pas de condensation protoplasmique périphérique). Des différences dans les charges électriques, les composants, etc., expliquent les multiples aspects que peut présenter l'imbibition.

En définitive, l'imbibition nous apparaît non plus comme un phénomène de surface cellulaire, mais comme un processus intéressant toute la masse du protoplasme cellulaire, lié à toutes les variations qui agitent la cellule et dont un des facteurs les plus importants est l'état physico-chimique de cette unité fondamentale qu'est la micelle. Cette micelle exerce sur l'eau un pouvoir d'attraction variable selon sa forme et son volume, son agencement vis-à-vis des autres micelles — dispersion ou agrégation, son pouvoir d'adsorption, son ionisation, ses charges électrolytique et lipoïdique, — et sans doute d'autres facteurs encore.

L'hydrophilie cellulaire — c'est-à-dire la capacité de la cellule à s'imprégner d'eau — nous apparaît comme la résultante de nombreuses forces dépendant de tout son état physico-chimique.

La pression d'imbibition nous apparaît comme dépendante non d'un seul facteur — pression osmotique des cristalloïdes, différences de potentiel, coefficient lipocytique — mais comme liée directement à l'hydrophilie cellulaire, elle-même résultante de tous les facteurs précédents.

L'imbibition est donc un phénomène complexe dont la représentation claire et complète ne sera possible que le jour où l'on aura parfaitement élucidé toute la structure physico-chimique de la cellule. Dire hydrophilie, hydrosyntasie colloïdales, c'est employer des mots dont le sens nous échappe encore pour une part. Cependant il est un fait qui semble bien s'avérer, c'est que l'imbibition est un phénomène qui intéresse la cellule entière.

Quoiqu'il en soit du mécanisme de l'imbibition, on saisit l'importance du phénomène puisque si les mouvements d'eau suivent les variations des autres constituants de la cellule, ils peuvent aussi se produire primitivement et entraîner des modifications secondaires de ces constituants. C'est dire que l'imbibition intervient à tout instant en physiologie, et que, sans elle on ne peut comprendre les échanges cellulaires et la nutrition de la cellule, car l'eau non seulement est un constituant fondamental de la cellule (l'une des premières constantes cellulaires) mais sert en outre de véhicule à la plupart des substances chargées d'assurer cette nutrition.

ROLE DE L'IMBIBITION CELLULAIRE EN PHYSIOLOGIE ET EN PATHOLOGIE

L'imbibition intervient à tout instant dans les phénomènes physiologiques et pathologiques, et nous ne pouvons avoir la prétention de passer en revue tous les faits qu'elle conditionne.

En physiologie générale cellulaire, on peut dire que toute cellule ne peut vivre qu'en présence d'une certaine quantité d'eau, c'est-à-dire dans un certain état d'imbibition. Cette quantité d'eau varie avec l'âge et avec l'état de fonctionnement ou de repos de la cellule ; elle est grande dans les cellules jeunes et dans les cellules en pleine activité, faible dans les cellules âgées de même que dans les cellules au repos, plus faible encore dans les cellules en état de vie ralentie qui sont comme dégonflées, et chez lesquelles le protoplasme est contracté, coagulé par issue de l'eau de capillarité et rapprochement des micelles. Si ce rapprochement des micelles demeure en deça d'une certaine limite, l'état de vie ralentie peut prendre fin par réabsorption d'eau et écartement des micelles : c'est le cas des jeunes pousses du printemps qui résistent à une sécheresse prolongée; la coagulation aura été réversible. Si la dessiccation est plus intense, l'état de vie ralentie est définitif, la coagulation est irréversible. la cellule se sclérose progressivement.

L'étude de la fécondation de l'œuf (Herlant — Tchahotine — Fauré Frémiet), a montré de très importantes variations de l'imbibition suivant la phase de la fécondation, et il semble bien que ces variations, rythmées et réversibles, se produisent parallèlement à d'autres variations physiques et chimiques : alternatives de gels et de sols (c'est-à-dire d'agrégation et de dispersion des micelles), — alternative de pénurie et d'excès de lipoïdes.

En physiologie végétale, l'imbibition maintient l'état de turgescence des cellules ; en l'absence de « moteur central assurant la circulation du milieu intérieur », elle explique « la poussée de la sève et sa distribution jusqu'aux parties extrêmes » de la plante. C'est d'elle que dépend la pression parfois énorme qu'exercent les plantes pendant leur croissance, et qui est le fait de micelles jeunes susceptibles d'absorber beaucoup d'eau.

En physiologie animale, on peut aussi montrer le rôle de l'imbibition dans de multiples phénomènes. Si l'on plonge dans l'eau douce des animaux marins, poissons, crustacés, les cellules de leurs branchies s'imbibent, deviennent turgescentes, ne fonctionnent plus, d'où mort par asphyxie. Inversement, si des animaux d'eau douce sont plongés dans de l'eau de mer, leurs cellules branchiales se désimbibent, expulsent de l'eau, se contractent. Ces phénomènes se produisent plus rapidement quand on élève la température. L'on voit que ceci correspond absolument à ce que nous avons observé dans l'imbibition du muscle dans des solutions hypo ou hypertoniques.

L'imbibition intervient de même dans les phénomènes d'activité glandulaire. Elle entre constamment en jeu pour maintenir l'équilibre entre les tissus et les humeurs, et c'est là un point sur lequel nous devons nous arrêter un instant, étant donné son intérêt pour la compréhension de phénomènes pathologiques tels que l'œdème.

L'EAU CONSTANTE CELLULAIRE.

Un organisme contient une quantité déterminée d'eau, qui est la résultante de la quantité d'eau contenue dans ses tissus et dans ses humeurs. Dans l'organisme humain on trouve environ 63/100 d'eau, mais ce taux peut varier (nouveau-né 69/100 — adulte 58/100). Chaque tissu présente une teneur en eau propre et qui ne varie guère, dans la limite des phénomènes physiologiques. C'est ce que Mayer et Schaeffer ont traduit en disant que l'eau était une constante cellulaire. C'est même la première constante cellulaire dont ces auteurs ont dégagé la notion, au cours de leurs recherches sur la composition chimique de la cellule.

LE RÉGIME DE L'EAU DANS L'ORGANISME HUMAIN.

Chez un être élevé en organisation, on peut, avec le professeur Achard (1), répartir l'eau en trois portions :

« Eau de constitution des tissus ;

« Eau de circulation (eau vasculaire) contenue dans le système clos des vaisseaux sanguins et lymphatiques ;

« Eau de réserve, épanchée dans les interstices des cellules, les fentes des tissus, les espaces séparant les organes, et les cavités séreuses grandes et petites (système de la circulation extra-vasculaire, — eau lacunaire) ».

Une circulation unit le système vasculaire aux tissus par l'intermédiaire du système lacunaire, et se poursuit à l'intérieur même de ces tissus, dans les interstices des cellules qui les composent.

Ainsi les trois systèmes sont en connexions constantes et en équilibre les uns par rapport aux autres. Quand

(1) *Achard*. Les échanges d'eau dans l'organisme. Journ. Méd. Fr. Juillet 1922.

des conditions pathologiques rompent l'équilibre, tout se passe comme si le milieu sanguin et les tissus dont le fonctionnement est également important,et dont l'activité normale ne peut guère se poursuivre qu'en présence d'une quantité déterminée d'eau, se déchargeaient du surplus de la masse aqueuse qu'ils charrient dans le système lacunaire dont le fonctionnement importe moins, et qui présente une disposition telle (extensibilité de ses mailles et de ses cavités) que des masses relativement considérables de liquide peuvent s'y accumuler.

L'eau de constitution des tissus se maintient ainsi à peu près fixe. L'eau vasculaire ne varie également que dans des limites étroites. L'eau lacunaire est susceptible de présenter des variations plus importantes et plus durables. On voit souvent des extravasations d'eau dans le système lacunaire se prolonger et s'accroître. Et de la sorte s'établissent les états pathologiques que l'on a baptisés des noms de préœdème et d'œdème.

L'OEDEME.

Des conditions anormales faciles à saisir et à interpréter peuvent donner lieu à semblable accumulation d'eau dans les espaces lacunaires de notre organisme.

Les deux états où l'on rencontre le plus communément l'œdème sont liés l'un à des troubles circulatoires, l'autre à des troubles rénaux.

1° *Le facteur circulatoire.*

S'il y a œdème au cours d'une obstruction veineuse par phlébite, ou d'une compression veineuse quelle qu'en soit l'origine (masse ganglionnaire, tumeur abdominale ou pelvienne, cirrhoses, médiastinite, etc.), s'il y a œdème dans les insuffisances cardiaques qui produisent de la stase dans la circulation périphérique, il semble à première vue qu'il ne faille pas chercher ailleurs que dans les troubles circulatoires l'explication de semblables faits : le plasma sanguin transsude des vaisseaux dilatés dans les espaces interstitiels par le jeu de conditions purement mécaniques. L'interprétation paraît aisée.

Des objections cependant se dressent contre elle.

Lower, Ranvier n'obtiennent pas d'œdème par la ligature simple de la veine d'un membre ; l'œdème ne se produit qu'après ligature concomitante du nerf satellite du paquet vasculaire. Le système nerveux entre donc en jeu. Et ceci n'est pas douteux si l'on considère les œdèmes qui peuvent se produire au cours des névrites ou de diverses affections du système nerveux. Ce rôle du système nerveux est-il du à une intervention du sympathique ? Cela semble probable ; le système vaso-moteur a un rôle indéniable dans la localisation des œdèmes (œdèmes unilatéraux) et un rôle probable dans leur production (œdèmes du choc expérimental, poussées œdémateuses de la maladie de Quincke. Le Calvé).

Au facteur circulatoire, il faut donc souvent joindre un facteur nerveux. Et peut-être encore faut-il incriminer l'action du Co^2 qui, au cours de la stase, s'accumule dans la circulation périphérique et qui augmenterait l'affinité des tissus pour l'eau, comme nous le verrons plus loin.

2° *Le facteur rénal. Rétention chlorurée.*

On voit, dans la néphrite chronique, des œdèmes se constituer indépendamment de tout obstacle à la circulation.

Le professeur Widal et ses élèves ont montré, dans des travaux importants par leurs conséquences thérapeutiques, qu'il y avait, dans ces cas, obstacle à l'excrétion du NaCl par les reins. Le NaCl est retenu, et son excès dans les tissus réclame un excès d'eau pour le maintien de l'équilibre tissulaire et humoral normal. La diminution des œdèmes consécutive à la suppression des chlorures de l'alimentation et à l'administration de théobromine qui en facilite l'excrétion par abaissement du seuil d'élimination rénale, nous prouve que cette rétention chlorurée joue un rôle considérable dans la génèse de l'œdème. Elle a valu aux néphrites hydropigènes le nom de néphrites chlorurémiques.

Cependant, si cette interprétation satisfait l'esprit, quelques faits se dressent aussi contre elle.

Il est des cas où l'absence d'excrétion de chlorures ne suffit pas à produire l'œdème (rétentions sèches de NaCl — absence d'œdèmes dans l'anurie où toute excrétion chlorurée est suspendue) comme il est des cas où l'on voit des œdèmes se constituer en l'absence d'obstacle rénal (malades porteurs d'œdèmes alors que leurs chlorémies et leurs seuils d'excrétion chlorurée sont normaux).

Les facteurs circulatoire et rénal semblent donc impuissants à expliquer entièrement l'œdème. Et cette impuissance a mené divers auteurs à chercher à la base de l'œdème un facteur tissulaire qui agirait en retenant primitivement l'eau, le NaCl n'étant retenu que secondairement, en vue de l'équilibre humoral. C'est dire que la théorie du professeur Widal se trouverait de la sorte inversée.

3° *Le facteur tissulaire. L'œdème problème colloïdal* (1).

---

(1) *M. H. Fischer*. Das Odem, als Kolloïdische problem. Dresde 1910.

Or, il est des cas où le facteur tissulaire semble évident.

Ainsi dans la production de tous les œdèmes locaux consécutifs à l'introduction d'une substance étrangère, qu'il s'agisse des œdèmes consécutifs à diverses piqûres d'insectes, qu'il s'agisse d'œdèmes inflammatoires consécutifs à des injections de toxines (injection de toxine diphtérique) dont on peut rapprocher tous les œdèmes des infections locales (œdèmes de l'érysipèle par ex.). C'est bien un facteur local, tissulaire, qui entre en jeu ici. Le tissu retient ou appelle de l'eau sous l'influence de l'action de la substance introduite (toxine microbienne, acide formique ou autres acides au cas de piqûre d'insecte). Ajoutons qu'il existe ici encore un facteur nerveux vaso-moteur qui aide la production de l'œdème : le professeur Roger a montré en effet le rôle vaso-dilatateur des toxines microbiennes.

On a invoqué un facteur tissulaire à la base de l'œdème rénal. C'est aussi par un facteur tissulaire que l'on a cherché à expliquer un grand nombre d'œdèmes généralisés survenant au cours d'états divers : chez les suppurants chroniques, les tuberculeux, les dysentériques chroniques, certains hépatiques, les cancéreux, les diabétiques à la phase de dénutrition, les grands anémiques, les hypoalimentés ou les faméliques (carences alimentaires, avitaminoses), les nourrissons athrepsiques, et bien d'autres états encore.

On voit combien sont nombreuses les affections qui réalisent des œdèmes. D'ailleurs si l'on pesait régulièrement les malades, dans combien d'états ne trouverait-on pas de ces écarts de poids dus à une rétention d'eau trop peu accusée pour constituer un œdème visible et palpable. Ces états de préœdème, étudiés par le professeur Widal dans les néphrites chroniques, et que seule la balance nous révèle, au cours de combien de maladies ne les rencontrerions-nous pas ? Nous croirions volontiers que la plupart des affections qui modifient, en quelque manière que ce soit, le métabolisme normal d'un individu, modifient parallèlement son hydratation et réalisent soit un état de déshydratation, soit du préœdème ou de l'œdème.

Or allons-nous expliquer tous ces œdèmes dont la pathogénie est encore obscure par des causes circulatoires et rénales ? Sans doute peuvent-elles intervenir, mais si nous les invoquons seules, nous sommes parfois tentés d'appeler « paradoxaux » ces œdèmes qui ne semblent trouver leur justification dans aucun de ces états. Si par contre, nous envisageons l'organisme humain comme un tout en équilibre physico-chimique (équilibre colloïdal, équilibre des constituants chimiques) et dans un état déterminé d'imbibition normale, nous imaginerons volontiers que le facteur capital de l'œdème intéresse l'organisme entier : facteur tissulaire, — et que des causes innombrables peuvent intervenir pour modifier en plus ou en moins l'état d'imbibition de cet organisme : toute variation de l'un quelconque des éléments dont l'agencement constitue l'équilibre physico-chimique de l'organisme, entraîne une variation de cet état d'imbibition normale.

L'œdème ne reconnaît ainsi pas une pathogénie univoque. Des facteurs aussi divers que ceux que nous avons vu entrer en jeu pour accroître l'imbibition normale de la cellule peuvent aboutir à sa constitution.

Efforçons-nous de saisir quelques-uns de ces facteurs.

a) *L'acidité*. Nous avons vu combien les acides en

faible proportion favorisent l'imbibition. Sur ce fait expérimental, Martin H. Fischer a construit une théorie nouvelle de l'œdème (1) qui ne représenterait rien d'autre qu'un accroissement de l'affinité des colloïdes tissulaires pour l'eau. Cette augmentation de l'hydrophilie colloïdale tissulaire et humorale serait due à des substances qui ne sont plus soustraites de l'organisme comme à l'état normal ou y sont produites en quantités anormales. Or les acides sont au premier rang des substances capables d'augmenter cette hydrophilie. Et d'autre part, dans les états qui aboutissent à la constitution d'œdèmes, la production d'acides a été prouvée à maintes reprises. Expérimentalement, un membre postérieur de grenouille ligaturé jusqu'à suppression de toute circulation artérielle et veineuse, et placé dans l'eau, gonfle et ne tarde pas à présenter un œdème considérable : or les tissus de ce membre ont, à la fin de l'expérience une réaction acide suffisamment marquée pour être décelée avec un indicateur coloré. Cliniquement, Fischer a pratiqué plusieurs analyses de liquides d'œdème et a constaté que ces liquides ont une réaction acide vis-à-vis de la phénolphtaléine (2), même après que le Co^2 en a été chassé. Ajoutons que les analyses de Hoppe-Seyler ont montré, dans les liquides d'œdème, la présence de nombreux acides — lactique,

---

(1) *M. H. Fischer*. Journ. Amer. Méd. Assoc. 1908, n° 51, p. 830 et Das ödem Dresde 1910.

(2) Il serait intéressant de reprendre ces analyses non au moyen d'indicateurs colorés dont le point de virage est relativement peu precis, mais au moyen de la mesure des PH par la méthode électrométrique.

valérianique, succinique, butyrique — que leur teneur en CO^2 est beaucoup plus grande qu'elle ne l'est dans le sang veineux. Ajoutons encore que dans les états (troubles circulatoires) où il y a défaut d'oxygène, les acides organiques sont produits en grande quantité. Les cadavres qui demeurent dans l'eau s'œdématient : or, après la mort, les tissus deviennent acides. Les tissus gangrenés acides gonflent, si on leur fournit de l'eau. Les piqûres ou morsures de nombreux animaux qui inoculent de l'acide formique ou d'autres acides, donnent lieu, nous l'avons vu, à des œdèmes à développement rapide. Or, l'acide formique accroît dans de fortes proportions l'hydrophilie colloïdale.

Tous ces faits portent Fischer à admettre que l'œdème est le résultat d'un accroissement de l'yhdrophilie colloïdale, et à attribuer aux acides un rôle presque constant dans la constitution des œdèmes. Dans les œdèmes des affections cardiaques et veineuses, le Co^2 accumulé dans la circulation périphérique et les acides organiques produits seraient les facteurs de l'œdème. Dans les néphrites aussi, on assisterait à la formation de substances, et particulièrement d'acides qui augmentent l'hydrophilie des colloïdes tissulaires. Il en est de même dans les états d'acidose diabétique ou autre. Et l'œdème localisé qui constitue le glaucome, s'il s'explique souvent par des modifications salines (voir paragraphe suivant) s'expliquerait en quelques cas par la production d'acide, en si petite quantité soit-il, ou par l'accumulation de Co^2 (on sait, expérimentalement, que des yeux de mouton, de bœuf, de porc, immergés dans des solutions acides même très diluées, gonflent et prennent une dureté semblable à celle du glaucome).

On ne peut généraliser, comme le fait M.-H. Fischer, le rôle des acides dans la production des œdèmes, car « tous les liquides d'œdème ne sont pas acides, beaucoup d'organes et tissus ne sont pas gonflés *in vitro* par les acides » (professeur Lambling), car d'autres objections encore se dressent contre cette généralisation (1). Retenons cependant les faits qui plaident en faveur de sa théorie ainsi que la confirmation de cette proposition capitale : à savoir que l'œdeme est tissulaire et que sa cause réside dans une question d'hydrophilie colloïdale. A côté des acides, les bases joueraient aussi quelquefois un rôle dans la production des œdèmes : on a pu leur attribuer les œdèmes bicarbonatés (dont on trouvera une autre pathogénie dans le paragraphe suivant). Enfin, divers déchets toxiques seraient aussi susceptibles d'agir sur l'hydrophibie tissulaire.

b) *Les ions salins.* — Dans l'œdème chloruré, intervient, à côté du facteur rénal d'obstacle à l'excrétion, un facteur d'échange direct entre le système vasculaire et le système lacunaire dans le but de maintenir l'équilibre du premier. (Achard.)

D'autre part, quel est l'ion de la molécule Nacl qui intervient dans la formation de ces œdèmes chlorurés ? L'ion Cl a été et est encore incriminé par un grand nombre d'auteurs (Widal). Bien des faits cependant semblent prouver que l'ion Na a le rôle prépondérant. On a établi, en effet, que les autres chlorures (K, Mg, Li) non seulement n'agissaient pas comme le Nacl (travaux de L. F. Meyer sur les nourrissons ; expériences d'Achard et Gail-

(1) *Barbieri et Carbone*. Biochemische zeitschrift 1913, p. 293.

lard (1), de Magnus Lévy (2) mais que certains d'entre eux étaient doués de propriétés diurétiques (chlor. de K et de Ca. Travaux de Blum (3). Il a été établi également que d'autres sels de Na peuvent provoquer des œdèmes: tel est le cas du bicarbonate de soude (M. Lévy Falta. Blum (4). M. Labbé. Walter Boenheim (5). Ces œdèmes sodiques semblent bien relever d'un facteur tissulaire (Blum, Falta). Les expériences d'Ellinger (6) (circulations artificielles par l'aorte abdominale et au moyen de liquides divers dans des arrières-trains de grenouilles séparés du reste du corps) montrent que certains ions salins provoquent des œdèmes par action sur le pouvoir d'imbibition des albuminoïdes du sérum et des tissus.

On peut rapprocher de ces faits les résultats obtenus dans l'étude de la pathogénie du glaucome. Les humeurs de l'œil et le cristallin sont des colloïdes typiques. Ces humeurs renferment différents sels. La théorie qui attribue l'hypertension glaucomateuse à une rétention chlorurique de l'œil par insuffisance rénale (Professeur de Lapersonne Cantonnet) explique un certain nombre des faits. Il

---

(1) *Achard*. Rev. Méd. Octobre 1911.

(2) *Magnus Lévy*. Deutsche medizinische wochenschrift (Berlin), mai 1920. T. XLVI, n° 22.

(3) *Blum*. Press Méd. 1920, n° 70. p. 685 et Journ. Méd. Fr. n° 7, 1922.

(4) *Blum*. Soc. Méd. Hôp. 2 juillet 1921.

(5) *Walter Boenheim*. Deutsches archiv fur Klinische medizin (Leipzig). T. CXLII, juin 1923.

(6) *Ellinger*. Münchener medizinische wochenschrift (Munich), nov. 1920. T. LXVII, n° 48.

faut chercher la cause d'autres faits dans une diminution de la concentration relative ou absolue des différents sels, d'où modification du pouvoir d'imbibition des colloïdes oculaires.

Nous avons ici, en somme, l'équivalent de ce que nous avons constaté dans l'étude de l'influence des différents ions salins sur l'imbibition cellulaire.

C. *Le cœfficient lipocytique.* — Nous avons vu que des tissus immergés dans des solutions semblables (hypotoniques par ex.) s'imbibent diversement suivant leur coefficient lipocytique (Mayer et Schaeffer).

Or, chez les sujets atteints de néphrite hydropigène, « pour une concentration égale du milieu intérieur en NaCl, les tissus s'imbibent beaucoup plus que ne le font ceux des sujets normaux » (Leblanc) (1).

A la suite des travaux de Mayer et Schaeffer, Terroine (2) a établi une constante lipémique fixe du sang (rapport $\frac{\text{cholestérine}}{\text{acide gras}}$) caractéristique d'un organisme à l'état de santé.

Or, chez les sujets œdématiés par néphrite hydropigène, ce cœfficient lipémique s'élève notablement (de 0,40 moyenne à l'état normal à 0,60 ou 0,70) (3) ; cette éléva-

(1) *Leblanc.* La pathogénie des œdèmes et le pouvoir d'imbibition des tissus. Bull. Méd., 29 mai 1920.

(2) *Terroine.* De l'existence d'une constante lipémique (Journ. Phys. Path. Gén. 1914. T. XVI, p. 213).

(3) *Achard, Ribot et Leblanc.* Le coefficient lipémique dans les hydropisies (Soc. Biol. T. L XXXII, n° 10, avril 1919).

vation n'est d'ailleurs constatée qu'à une période avancée de la maladie, et si, aux premières périodes, le coefficient lipémique est sensiblement égal à celui des sujets normaux, l'on peut imaginer que les modifications du coefficient lipocytique ne se produisent d'abord qu'au niveau de certains tissus et que ce n'est que tardivement qu'elles se généralisent suffisamment pour que le coefficient lipémique lui-même s'élève.

L'élévation du coefficient lipocytique augmentant l'hydrophilie tissulaire est donc encore un autre facteur d'œdème. Ce facteur n'intervient d'ailleurs que dans un certain nombre de cas, car on a constaté des constantes lipémiques normales au cours d'œdème d'origine cardiaque, hépatique, néoplasique.

D. — *Les autolysats tissulaires.*

A côté des facteurs précédents dont l'analyse est relativement aisée, d'autres facteurs plus complexes peuvent entrer en jeu.

Timoeff, produisant expérimentalement des néphrites par injections de sels d'urane ou de bichromate, constate que, dans un cas, les extraits de rein malade ne sont pas doués d'action lymphagogue et ne retiennent pas d'eau dans l'organisme, que dans l'autre, au contraire, les extraits ont une action lymphagogue très marquée et sont producteurs d'œdèmes.

Le professeur Roger (1), étudiant les œdèmes hépatiques, constate que les substances qui proviennent de l'autolyse du foie ont le pouvoir de diminuer la quantité

---

(1) *Roger*. Action des extraits d'organes et des autolysats. Pr Méd. 21 Nov. 1918.

d'urines émises. Ces autolysats n'agiraient-ils pas en augmentant l'affinité des tissus pour l'eau ?

L'œdème nous apparaît en définitive comme lié à des causes diverses sans doute, mais dont la plupart sont susceptibles de modifier l'hydrophilie tissulaire et humorale qui n'est d'autre qu'une hydrophilie colloïdale.

Cette idée est ancienne déjà. Le professeur Achard soutient depuis longtemps qu'il existe dans les humeurs et les tissus, au cours des œdèmes, des corps de nature encore indéterminée qui retiennent l'eau, et l'on trouve dans les travaux d'Hallion et Lanion, Teissier et Hugounencq, cette même conception d'albumines pathologiques à la base des rétentions d'eau par l'organisme. L'on voit cependant combien, à mesure que se poursuivent les études sur l'imbibition cellulaire et l'hydrophilie colloïdale, se précisent parallèlement les facteurs de l'œdème. D'autres facteurs apparaîtront sans doute plus tard. Nous avons simplement voulu montrer la multitude des causes susceptibles de produire l'œdème, et l'unité de leur action qui est une modification apportée à l'état normal d'hydrophilie de nos tissus et de nos humeurs.

INTRODUCTION A L'ETUDE DES ECHANGES CELLULAIRES

En terminant ce bref exposé de l'importance de l'imbibition dans de multiples phénomènes de physiologie normale ou pathologique, nous voulons rappeler que l'imbibition intervient dans le mécanisme de tous les échanges cellulaires. On suppose, en effet, que la cellule laisse pénétrer ou non dans son protoplasme les substances diverses qui lui parviennent selon que ce protoplame, et plus particulièrement ses couches périphériques, sont en état d'imbibition plus ou moins marquée et que les espaces intermicellaires y sont plus ou moins grands (Höber) (1). Ainsi l'activité et le repos du protoplasme vivant et l'intensité de ses échanges avec le milieu ambiant seraient sous la dépendance de son état d'imbibition.

(1) Cité par *Verne* : le protoplasma cellulaire système colloïdal. 1923 (O. Doin). On doit aussi lire, pour se familiariser avec l'état colloïdal de la matière vivante, par lequel s'expliquent la plupart des phénomènes vitaux, les remarquables travaux du professeur Bottazzi, et particulièrement : *I sistemi colloïdali dell' organismo vivente. Atti della Soc. Ital. per il progresso dell' Scienze. XII Riunione. Catania. Aprile 1923.* et *das Cytoplasma und die Körpersäfte in Winterstein's Handbuch der vergleichenden Physiologie.*

CONCLUSIONS

I. Un muscle de grenouille, immergé dans l'eau distillée, absorbe de l'eau, gonfle, devient turgescent, atteint un maximum de poids, puis tend à revenir à son poids originel. En même temps il se raccourcit, devient acide, laisse diffuser des électrolytes; il laisse également diffuser des corps protéiques et il perd son irritabilité. Le travail musculaire augmente la capacité maxima d'imbibition. L'élévation de température accroît la vitesse d'imbibition et en abaisse le maximum. Les diverses radiations n'ont pas d'action apparente nette.

II. Dans des solutions hypotoniques de Nacl, le muscle commence toujours par diminuer de poids jusqu'à un minimum après lequel il gonfle, et dépasse son poids originel. A mesure qu'on approche de la solution saturée, la réascension du poids est de moins en moins nette, cependant que s'établit une rigidité de plus en plus marquée.

III. Dans une solution à 8 o/oo de Nacl, le muscle augmente légèrement de poids. Son poids ne varie pas dans la solution de Ringer.

IV. Dans une solution hypertonique de Nacl, le muscle commence toujours par diminuer de poids jusqu'à un minimum après lequel il gonfle, et dépasse son poids originel. A mesure qu'on approche de la solution saturée, la réascension du poids est de moins en moiś nette, cependant que s'établit une rigidité de plus en plus marquée.

V. Dans une solution de Nacl à 8 o/oo à laquelle on ajoute une trace d'acide ou d'alcali, le muscle augmente rapidement de poids.

VI. Dans des solutions équimoléculaires de différents sels, le muscle augmente ou diminue de poids suivant les ions salins en présence. Les cations salins interviennent de manière prépondérante dans l'imbibition du muscle.

VII. Dans des solutions saturées de So^4 Mg, So^4 $(N H^4)^2$ qui précipitent les protéines cellulaires, le muscle perd une partie de son poids et parvient à un poids minimum auquel il se maintient. Parallèlement s'installe une rigidité très marquée. Si l'on immerge ensuite ce muscle dans une solution hypotonique, il gonfle cependant que sa rigidité diminue.

VIII. Les vapeurs de chloroforme, le formol, les fixateurs, les acides forts font perdre à un muscle imbibé l'eau qu'il avait absorbée. La plupart de ces substances agissent aussi sur un muscle qui n'a pas subi d'imbibition préalable : elles lui enlèvent en partie l'eau qu'il contient.

IX. Chaque tissu se comporte différemment vis-à-vis de l'imbibition. Les tissus s'imbibent plus ou moins dans les solutions hypotoniques. Certains s'imbibent dans les solutions hypertoniques. Il en est qui sont sensibles non aux cations, mais aux anions présents dans la solution qui les baigne.

X. Nous croyons — avec beaucoup d'auteurs actuels, et contrairement à une opinion encore admise par certains — que l'imbibition cellulaire n'est pas un phénomène régi par les couches périphériques de la cellule ; les facteurs qui la déterminent ne supposent pas l'existence d'une membrane cellulaire. C'est un phénomène qui intéresse la cellule entière en tant que masse protoplasmique en équilibre physique (équilibre colloïdal) et chimique (rapport des constituants chimiques). L'imbibition n'est autre que le phénomène par lequel se manifeste l'hydrophilie des colloïdes qui constituent le protoplasme cellulaire. Cette hydrophilie colloïdale est elle-même la résultante de l'état des micelles : de leur forme et de leur volume, de leur agencement (dispersion ou agrégation), de leur charge électrolytique, de leur richesse en lipoïdes.

XI. Toute cellule vivante contient une quantité déterminée d'eau indispensable à la continuité même de sa vie. L'eau est une constante cellulaire fondamentale.

XII. Toute perturbation de l'un quelconque des éléments de l'équilibre cellulaire s'accompagne d'une modification de son état normal d'imbibition, et les variations primitives de l'état d'imbibition entraînent une perturbation de tout l'équilibre cellulaire.

XIII. — Un organisme complexe contient une quantité déterminée d'eau qui se trouve répartie entre ses tissus, son système vasculaire, son système lacunaire extravasculaire. Toute perturbation du métabolisme normal de cet organisme s'accompagne, croyons-nous, d'une modification de son état normal d'imbibition, aboutissant soit à un état de déshydratation, soit à un état d'hydratation exagérée : préœdème ou œdème.

XIV. Les œdèmes reconnaissent des causes multiples. L'une des plus importantes semble être l'augmentation de l'affinité des tissus pour l'eau. Les mêmes facteurs qui produisent l'imbibition des tissus interviennent dans la production des œdèmes (ions salins, acides et bases, coefficient lipocytique...).

XV. Le taux d'imbibition est un critère de l'état de santé d'une cellule, d'un tissu, d'un organisme.

Imprimerie des Editions Médicales, 7, rue de Valois.

www.ingramcontent.com/pod-product-compliance
Ingram Content Group UK Ltd.
Pitfield, Milton Keynes, MK11 3LW, UK
UKHW021544260726
13993UKWH00002B/633

9 782329 179407